모유 수유가
처음인 너에게

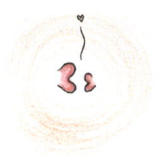

430일간의 모유 수유 모험 일기, 결국은 해피 엔딩!
모유 수유가 처음인 너에게

2020년 11월 25일 초판 1쇄 발행. 최아록이 글을 짓고 그림을 그렸습니다. 정환욱이 감수하였으며, 부록의 Q&A는 정환욱이, 본문의 팁은 김연희가 각각 썼습니다. 도서출판 샨티에서 박정은이 펴냅니다. 편집은 이홍용이, 표지 및 본문 디자인은 김경아가 하였으며, 이강혜가 마케팅을 합니다. 인쇄 및 제본은 상지사에서 하였습니다. 출판사 등록일 및 등록번호는 2003. 2. 11. 제25100-2017-000092호이고, 주소는 서울시 은평구 은평로 3길 34-2, 전화는 (02) 3143-6360, 팩스는 (02) 6455-6367, 이메일은 shantibooks@naver.com입니다. 이 책의 ISBN은 979-11-88244-58-4 13590이고, 정가는 16,000원입니다.

ⓒ 최아록, 2020

이 도서의 국립중앙도서관 출판예정도서목록(CIP)은 서지정보유통지원시스템 홈페이지(http://seoji.nl.go.kr)와 국가자료종합목록 구축시스템(http://kolis-net.nl.go.kr)에서 이용하실 수 있습니다.
(CIP제어번호 : CIP2020048142)

430일간의 모유 수유 모험 일기, 결국은 해피 엔딩!
모유 수유가 처음인 너에게

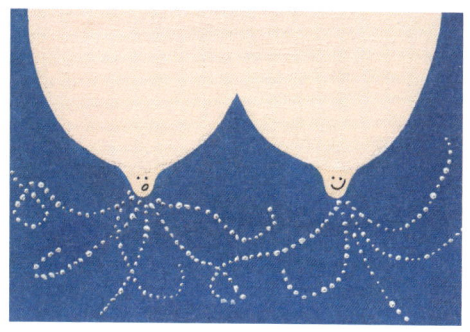

최아록 글 · 그림
정환욱 감수 · 김연희 팁

【산티】

책을 내며

이 작은 사람이 곁에 있어 할 수 있었던
430일 간의 모험

모유 수유가 이렇게 힘이 들 줄 몰랐습니다. 내 젖에 이런 일이 일어나는 것이 너무나 황당하고 괴로워서 그림을 그리고 글을 적어 거실 벽에 붙이기 시작했습니다.

그런데 젖 그림이 난무하는 우리 집에 놀러 온 만삭의 친구가 그림을 실컷 보고 나서 "젖이 도는 느낌이 난다"고 하더군요. 그러더니 얼마 후 출산을 하고 나서 첫째 때는 안 나오던 젖이 그렇게 잘 나온다는 놀라운 소식을 전해왔어요. 그때 감이 왔어요. 젖 그림이 뭔가 일을 하겠구나…… 그 후로 1년 동안 수유에 관한 이야기를 낮잠을 참고 밤잠을 줄여가며 그리고 썼습니다.

20대에는 저의 일상을 그리고 쓰는 재미로 살았습니다. 어딜 가서 무얼 하든, 무얼 먹든 그걸 그림으로 그리고 글로 쓰며 좋아서 낄낄댔죠. 그런데 30대 초반에 결혼을 하고 첫째 딸 '바다'를 낳아 모유 수유를 시작했는데 이건 전혀 낄낄댈 일이 아니었습니다.

밤낮 가리지 않고 아이에게 젖을 물리다 보니 내 몸은 여기저기가 아프고, 잠이 늘 부족해서 피곤하고, 먹어도 먹어도 배가 고프고, 젖을 먹이느라 거의 집에만 있어야 하는 상황이 너무 답답했습니다. 안 그래도 '엄마가 된' 낯선 상황에 이런 고통이 더해지니 '멘탈'은 곱게 갈려 가루가 되었고, 버틸 방법을 찾다가 생각해 낸 것이 그림과 글이었어요.

큰 그림을 그리는 날에는 밤에 시작한 붓질을 날이 밝아오는 새벽까지 하기도 했고, 어떤 날에는 물감을 손에 묻혀 미친 듯이 캔버스에 문지르기도 했습니다. 허기진 날에는 양배추를 뜯어먹으며 '양배추 젖' 그림을 그리기도 했고요. 그렇게, 모유 수유라는 경험을 자세히 들여다보며 그림을 그리고 글을 쓰다 보니 '어? 모유 수유 덕분에 행복하기도 하네?' '참 대단한 경험이다!' 하는 생각이 들기 시작했습니다. '힘들다⋯⋯ 괴롭다⋯⋯'라고만 생각하다가 막상 자세히 관찰하고 촘촘히 되짚으며 기록을 해보니 힘들기만 한 일이 아니었던 것입니다.

내 젖을 먹고 커가는 아이가 예쁘고, 이렇게 한 사람이 새로운 한 생명을 키워내는 것이 신비롭고, 내가 이런 엄마의 역할을 할 수 있는 것이 감사하고, 나한테서 이런 강력한 사랑이 솟아나는 것이 놀랍고, 처음 겪는 여러 가지 상황들이 재미있었습니다. 힘들고 당황스러워서 우왕좌왕하지만 새로운 발견과 경험에 놀라고 감탄하며 하루하루를 보내는 모유 수유 모험, 저를 웃기고 울렸던 '작은 사람'이 제 곁에 있었기에 감행할 수 있었던 모험이었습니다.

이후 저희 가족은 첫째아이 '바다'가 세 살이 되고 동생 '하늘'이가 태어난 해에 제주도로 내려와 새로운 삶의 모험을 시작했습니다. 두 번째 모유 수유 모험은 첫 번째의 혹독한 경험이 있어서, 그리고 제주의 자연과 함께여서 훨씬 수월했습니다.

수유 기간 동안 무척이나 힘들었지만 배우고, 성장하고, 느끼고, 알게 된 것들도 많습니다. 그것들을 후배 엄마들에게 들려주고 싶어 모유 수유 당시에 쓰고 그렸던 그림 일기 뒤에 덧붙였습니다. 거기에 자연주의 출산 전문의 정환욱 원장님과 국제 모유 수유 전문가 김연희 선생님이 감수를 비롯해 모유 수유 Q&A와 살가운 팁까지 더해주어 내용이 더 탄탄해졌습니다. 후배 엄마들에게 더욱더 도움이 되리라 여겨져 얼마나 기쁘고 감사한지 모릅니다. 이 책이 부디 모유 수유로 고민중이거나 지쳐 있는 많은 엄마들에게 작게나마 도움이 되고 웃음과 위로와 응원이 되면 좋겠습니다.

지금은 그 젖 먹던 바다가 여덟 살, 동생 하늘이가 여섯 살이 되었습니다. 가끔 아이들과 같이 젖 그림들을 펼쳐보며 이야기를 나누는데 기억이 난다며 젖 먹는 포즈를 취하기도 하고, 이제 자기가 엄마라며 인형에게 젖 먹이는 시늉을 하기도 합니다.

험난하고도 길었던 모유 수유 모험이 결국은 아이들과 나누는 따뜻한 추억이 되었네요. 길게 보면, 해피 엔딩입니다.

추천의 말

누구도 대신 줄 수 없고
돈으로 살 수도 없는 사랑의 유산

정환욱 (산부인과 전문의, 국제 모유 수유 전문가)

첫 아기를 낳은 산모라면 출산과 모유 수유, 모두 놀라운 경험일 것이다. 그러나 모두들 겪는 일이라고 생각해서일까? 그 위대함에 비해 잘 거론되지 않는 것이 신기할 정도이다. 그나마 출산 방법에 대해서는 최근 들어 꽤 이야기되고 있는데, 여전히 출산 직후 엄마와 아기를 (분리하여) 관리하는 시스템에 대해서는 이야기하길 꺼려한다. 특히 모유 수유는 공개적으로 말하는 게 터부시되기까지 한다. 그래서일까, 이토록 자세하고 헌신적으로 또 성실하게 기록한 430일간의 '모유 수유 일기'를 읽으며 얼마나 통쾌하고 눈물겹도록 반가웠는지 모른다. 아득히 잊었던 어린 시절이 떠오르며 치유를 경험하기도 했다.

실제 출산과 산후 관리 현장에서 엄마들을 도우면서 '우리는 모유 수유를 포기하도록 강요하는 세상에 살고 있는 건 아닌가?'라는 생각마저 들어 안타까울 때가 많았다. "모유 오염되지 않았어?" "분유 먹이지 왜 고생을 해?" "너는 젖이 작아서 아기가 먹기 힘들 것 같은데……" 하는 말들만 들릴 뿐 도통 모유 수유 잘할 수 있다는 말을 듣기는 어렵다. 마치 "아시아 여성은 체구가 작아서, 아빠 머리가 크니 아기 머리도 클 텐데, 자연 출산하기 힘들 테니 제왕절개를 하라"고 미리 권하는 것과 같은 맥락이다. 우리는 여성을 위한다는 명분으로 오히려 본래 주어진 능력을 포기하게 만들지는 않는지, 그러면서 무엇을 잃고 있는지 살펴보아야 한다.

한 연구 통계를 보면 출산 전에 "모유 수유를 할 계획이다"라고 응답한 경우는 99.6퍼센트였는데, 실제로 출산 후에 "모유 수유를 하고 있다"고 답한 비율은 출산 후 3개월 때에는 27.1퍼센트, 출산 후 6개월 때에는 10퍼센트 정도였다. 왜 모유 수유를 하겠다고 마음먹은 대부분의 엄마들이 젖 물리기를 그만두는 걸까?

오늘날 우리나라의 출산과 모유 수유 문화에 본질적인 문제가 있는 건 아닌지 먼저 질문해야 한다. 대부분의 출산 과정에서 아빠는 대기실에, 엄마는 진통실에서 분만대로, 출산 후에는 회복실로, 아기는 신생아실로 옮겨져 분리된다. 이때 모유 수유 전문가들이 권장하는 "출생 후 30분에서 한 시간 이내에 젖을 물린다"는 첫 단계 권장 사항은 자연스럽게 건너뛰게 된다. 설령 모유 수유 의지가 있더라도 실제 환경은 "잠깐만요, 아기 젖 좀 물릴게요"라고 말할 수 있는 분위기가 아니다. 엄마와 아기가 건강하다면 "힘드시더라도 도와드릴 테니 젖 물려보실래요?"라고 선택지를 제공하는 것이 맞지 않을까?

시간이 지나고 나서 모유 수유를 시작하려면 더 많은 노력과 의지가 필요하다. 이때 돕는 사람이 있다면 가능하겠지만, 주위에서 이런 도움을 청할 곳을 찾기는 쉽지 않다. 환경이 이렇다 보니 주변에 모유 수유를 하는 사람도 거의 없고, 의식하지 못하면 자연스럽게 모유 수유를 그만두게 되기 십상이다. 자발적으로 그만두기를 선택했다면 괜찮지만, 나도 모르게 그만두게 되었다면 시간이 지나고 무언가 빈 듯한 느낌을 받기도 한다. 모유 수유하기 어렵게 세팅된 환경에 대한 인지가 없기 때문에 원인도 모른 채로 자책하거나, 우울감을 느끼거나, 아예 떠올리기 싫은 기억으로 덮어두는 엄마들을 너무나 많이 본다. 오늘날 건강한 아기까지 엄마와 분리하여 신생아실에 넣어놓고 의례적으로 분유를 먹이는 관행이 '애착'이나 엄마의 '성취감'을 돕는 방향인지 곰곰이 따져볼 필요가 있다.

많은 오해와 방해가 있지만 실제로 거의 대부분의 엄마와 아기는 모유 수유를 할 수 있다. 물론 출산과 젖 먹이는 일이 쉽고 간단한 일은 아니다. 그러나 이것들은 본질적으로 방해하지 않고 참고 기다려주면 엄마와 아기가 스스로 알아서 할 수 있는 일이다. 그래서 때로는 전문 지식보다 기다리고 격려하며 지지해 주는 것이 더 필요하다.

모유 수유에는 왕도가 없다. 하루하루를 감내하며 우직하게 젖을 물리는 것 외에는. 그래서 모유 수유는 누구나 할 수 있지만 동시에 아무나 할 수 없는 일이기도 하다. 사랑은 '오래 참음'이라고 한다. 그런 의미에서 모유 수유는 희생적 사랑의 끝판이다. 아마 이 끝없는 터널을 헤매는 중에 혹은 터널에 들어가기 앞서 막막함으로 이 책을 연 독자도 있을 것 같다. 그런 분들께 이 책은 세 가지 측면에서 위로와 힘이 되어줄 것이다.

첫째, 끝이 있다.

모유 수유에는 끝이 있다! 저자의 일기에도 나오지만, 때로는 '이게 맞나?' 싶고, 시행착오도 하고, 언제까지 이 생활을 해야 하나 싶어 우울해지기도 할 것이다. 나는 이 시기를 '출산기'라고 부른다. 사춘기, 갱년기처럼 인생의 변환점이면서, 아주 힘들지만 잘 겪어내고 나면 엄청난 성장을 경험하는 독특한 시기이다. 사춘기가 끝이 나듯 이 시기도 끝이 있다. 그리고 계속해서 다음 과정이 있다. 세 살까지 이렇게 전폭적인 사랑을 주면, 아기는 서서히 엄마와 아빠로부터 안정적 분리를 시작한다.

모유 수유를 얼마나 오래, 얼마나 잘했냐 하고 평가하기보다는 이 모든 과정이 앞으로 아이와 함께하게 될 길고도 다채로울 다음 걸음을 위해 근력을 키우는 과정이라고 바라보면 좋겠다. 이 일기에서처럼 모유 수유는 반드시 끝이 난다. 그 사실은 분명 많은 엄마들에게 위로가 될 것이다. 그런데 놀랍게도 이 책의 저자처럼 많은 엄마들이 모유 수유가 끝난다는 사실에 아쉬움을 느끼기도 한다. 그만큼 수유 과정에서 엄마가 받는 선물도 크다.

둘째, 돕는 사람이 있다.

"한 아이를 키우려면 온 마을이 필요하다"는 아프리카 속담이 있다. 모유 수유는 결국 엄마가 하는 것이지만, 이를 지지하고 실질적으로 도와주는 사람이 있을 때 훨씬 수월해진다. 모유 수유를 돕는 사람도 기술뿐 아니라 희생과 기다림, 인내의 덕목을 갖춰야 한다. 그렇기 때문에 돕기도 어렵거니와 선뜻 하려고 하지도 않는다.

투쟁에 가까운 430일간의 모유 수유 일기는 우리와 같이 자연주의 출산과 모유 수유를 돕는 의료진이나 조산사들에게도 잘하고 있다고 말해주는 것 같았다. 기꺼이 이 책의 감수자로 합류한 것도, 자연주의 출산 문화를 만들어가는 길을 외롭게 걷다가 같이 걷는 사람을 만난 것 같은 반가움 때문이었다. 혼자 외롭게 모유 수유의 길을 걷거나 걸으려는 엄마가 있다면, 이렇게 함께 걷고 응원하는 사람들이 있음을 기억하면 좋겠다. 그리고 관심을 갖고 찾아보면, 당신 주변에서도 그런 사람을 찾을 수 있을 거라고 말해주고 싶다.

모유 수유를 돕기에 가장 좋은 사람은 당연히 아빠이다. '바다'네처럼 아빠가 함께할 수 있는 좋은 방법은, 첫 단추인 진통·출산부터 아빠와 함께하는 것이다. 진통과 출산을 한 방에서 함께 겪은 아빠는 대부분 바다 아빠처럼 모유 수유하는 엄마와 아기 옆을 지킨다.(그 과정을 함께하면 그게 얼마나 힘들고도 의미 있는 일인지 보고 느끼기 때문에 엄마와 아기를 두고 어디 갈 수가 없다.) 모유 수유는 마치 엄마와 아빠, 아기, 이 셋이 함께 넘어야 하는 줄넘기와 같다. 처음부터 세 사람이 속도를 맞추면 비교적 쉽지만, 아빠가 빠져 있다가 중간에 합류하려면 합을 맞추기까지 힘이 더 들고 시간도 오래 걸린다. 그러나 함께 합이 맞으면 즐겁게 할 수 있다. 너무 조바심내거나 완벽하게 하려고 하기보다는 '즐겁게'에 초점을 맞추면 도움이 될 것이다.

셋째, 유익이 있다.

이 우직한 모유 수유 일기를 읽다 보면 편리한 시설이나 분유를 놔두고 괜한 고생을 한다고 느낄지도 모르겠다. 맞다. 모유 수유를 하는 것과 이를 돕는 일은 모두 효율과는 거리가 멀어 보인다. 그러나 그 대가로 아기에게는 아무나 맛볼 수 없는 사랑이 매일 쌓여간다. 이 시기에 주는 사랑만큼 쉽고 정직하게 아기들의 마음에 쌓이는 것도 없을 것이다.

모유 수유를 하면서 얻는 유익은 사랑 자체이다. 이 사랑은 바다가 커서 친구들과 관계 맺을 때, 어려움을 이겨나갈 때 빛을 발할 것이다. 엄마는 지금 누구도 줄 수 없고 돈을 주고 살 수도 없는 유산을 아기에게 주고 있는 것이다. 바다가 자라서 관계 맺는 사람에게도 그 사랑이 흘러갈 것이며, 그렇게 가정에서 시작된 사랑이 바다와 동생 하늘이 주변으로도 물들 것이다. 특히 나는 바다가 자라서 이토록 진한 엄마의 사랑이 담긴 일기를 읽을 것을 상상하면 마음이 벅차다. 아마 바다도 나중에 아기를 낳는다면 모유 수유로 사랑의 유산을 물려주지 않을까?

영화 〈작은 아씨들〉에 "중요하지 않아서 기록되지 않은 게 아니라, 기록하지 않아서 중요한지 모르는 거야"라는 대사가 나온다. 나는 출산하는 엄마 아빠에게 그 순간을 축제처럼 만들고 기록으로 남기라고 꼭 말해준다. 커가는 아이에게 "이렇게 많은 사랑을 받으며 태어났다"고 사진이나 일기를 보면서 계속 이야기해 주는 거다. 자라면서 잊고 살다가도 기억을 꺼내주면, 이때 받은 무한한 사랑을 비교적 쉽게 회복하는 것을 자주 보기 때문이다.

더 이상 아기에게 젖 물리지 않는 세상에서 자신만의 경험과 지혜를 나누는 아록 씨의 용기에 박수를 보내고 싶다. 묵묵히 매일매일의 젖 물리기를 기록한 이 책은 마치 "너도 젖 먹일 수 있어. 해봐. 너도 마셔봐. 생명수야"라고 말해주는 것 같다. 조건 없이, 대가 없이 먹을 수 있는 사랑의 생명수. 누구나 마실 수 있는데 맛보지 않고 지나가 버리는 것이 안타깝다. 이 책을 읽고 있는 여러분에게도 제안하고 싶다. '완모'를 못할까봐 두려운 마음, 더 잘해주지 못해 아기에게 미안한 마음 접어두고 꼭 자신만의 모유 수유 이야기를 만들어가 보시라고, 그 이야기를 기록해 보시라고.

차례

책을 내며

이 작은 사람이 곁에 있어 할 수 있었던

430일 간의 모험 _4

추천의 말

누구도 대신 줄 수 없고

돈으로 살 수도 없는 사랑의 유산 _7

_정환욱(자연주의 출산 전문의, 국제 모유 수유 전문가)

1일차	젖 오픈 예정 _18
3일차	젖이 차면 _24
5일차	입 맞추기 _28
6일차	젖 불 _30
8일차	젖 개방 시대 _36
10일차	젖력 발전기 _38
11일차	감동적인 맛 _42
12일차	젖 팔아요 _46
14일차	밥은 편하게 먹자~ _48
15일차	하루 종일 식사 _53

16일차	젖의 명예	_56
18일차	밤엔 휴업	_61
19일차	잘할게	_65
20일차	젖 향기	_68
21일차	젖 셰이크	_73
22일차	아빠 젖	_76
24일차	신의 측량	_78
25일차	덩치 값	_81
26일차	끓는 젖	_84
27일차	젖 땡땡이 무늬 바닥	_86
28일차	바라봄의 시간	_89
29일차	빵 아닌데요……	_91
30일차	리스닝 라디오	_95
33일차	오동통	_99
36일차	턱 빠지고 눈 빠지고	_102
38일차	바다야, 부탁해	_104
40일차	너의 밥, 나의 밥	_107
43일차	젖 마약	_109
46일차	젖 트림	_111
50일차	젖 시식회	_116
53일차	고젖가 시대	_118
54일차	허기	_121

57일차	밤에 바다가 울면 _123
60일차	젖 집중 _127
67일차	짠 젖 _130
75일차	'젖 주는 자'로서의 위생 _134
80일차	젖 수면제 _136
90일차	가슴 벅찬 젖 나눔 _140
100일차	젖을 부여잡고 _145
110일차	한 대야의 젖 _148
120일차	사람이 젖으로만 사나요? _154
130일차	젖 시네마 _157
136일차	스스로 짜 먹는 _162
140일차	젖 맛, 손 맛 _164
157일차	푸우우우~~ _166
160일차	엄마 팔을 쓰담쓰담 _168
170일차	애착 관계는 선물로 _170
185일차	드디어 젖 깨물기 _173
190일차	가을 젖 _177
200일차	밤 젖 _181
205일차	양배추 젖 _184
210일차	너무도 여실한 짝 젖 _189
215일차	굿 바이 모유 기증 _192
218일차	젖 안심 _196

220일차 언제 어디서나 _198

230일차 젖 안 물리고 재우기 _201

250일차 사랑의 상징 _206

263일차 문득 _208

280일차 번갈아가며 젖 _212

300일차 일단 물어 _214

312일차 자유자재 젖 먹기 _216

330일차 밥과 젖을 같이 _218

340일차 즉석 젖 요리 _220

360일차 밤 젖 끊기 시도 _224

370일차 바다의 장염과 일시적 단유 _228

380일차 아직 _231

390일차 예쁜데 힘들어 _234

410일차 이제는 정말로 끊을 때 _238

430일차 미안한 안녕 _240

모유 수유 그 후 서로를 키운 사랑의 젖 _247

부록

정환욱 원장에게 듣는 모유 수유 Q&A _254

참고 도서 _271

주 _272

모유 수유 1일차
젖 오픈 예정

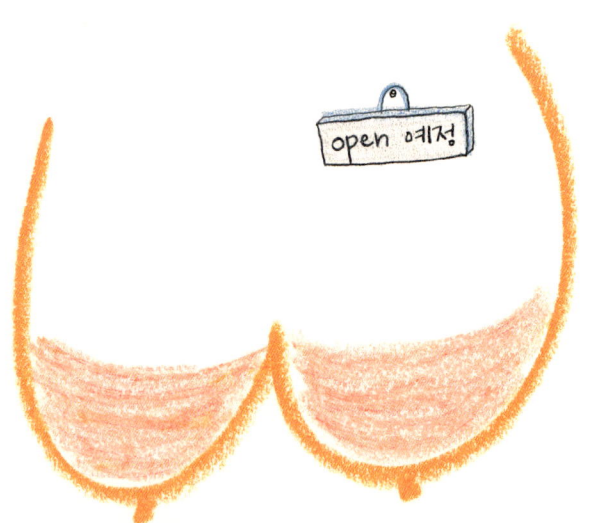

젖이 안 나온다.
바다는 배가 고파서 울고
남편은 계속 "젖 나와?" 하고 묻는다.

"아직…… 곧 나올 거야" 대답은 하지만
속이 타 들어가는 나는
입술을 잘근잘근 씹고 있다.

젖 잘 나오게 한다는 잉어를 고아 먹을까?
족발을 뜯을까?
젖아, 준비하고 있는 거지?
그냥 기다리면 되는 거지?

오, 플리즈~ 컴 온~

안녕? 지금부터 너를 내 친구라고 생각하고 편하게 말을 할게. 그래야 이야기가 더 잘 나올 것 같아. 이건 내가 첫아이 '바다'를 낳고 경험한 모유 수유의 시작부터 끝까지의 이야기야. 별 얘기가 다 있는데 아직 모유 수유 경험이 없다면 조금 놀랄 수도 있을 거야. 모유 수유를 하면서 그리고 하고 나서 알게 된 지식들까지 몽땅 엮어서 들려줄 테니 한번 들어볼래? 자, 시작한다!

모유는 아기가 태어나면 쉽게 바로 나오는 줄 알았어. 모유 수유가 힘들다는 말은 한 번도 들어본 적이 없었거든. 엄마가 아기를 안고 편안하게 모유를 먹이는 장면 정도만 사진이나 그림으로 본 게 다였으니까 대수롭지 않게 여겼던 거야. 그런데 막상 젖을 먹여야 하는 상황이 되고 보니 그게 아닌 거지.

'뭐지? 왜 안 나오지? 그런데 모유가 유두에서 어떻게 나온다는 거야? 구멍도 없는 유두에서?'

그때서야 내가 모유 수유에 대해서 아는 게 전혀 없다는 걸 알았어. 출산 준비를 하면서 출산과 육아에 관한 책을 여러 권 읽었는데 유독 모유 수유에 관한 부분은 읽지 않았어. 왜? 뻔하다고 생각했거든. 그냥 안고 물리면 되는 일이라고 생각을 한 거야.

그런데 정보가 가장 필요했던 일이 모유 수유였어. 모유 수유가 왜 좋은지, 왜 그런 고생을 감수하고라도 모유를 먹여야 하는지, 어떻게 해야 엄마가 고생을 덜 하는지, 어떻게 해야 아기를 제대로 잘 먹일 수 있는지 알아야 하더라고.

난생처음 안아보는 갓난아기이고 그 아기의 모든 것이 낯선데, 아기는 계속 울고, 젖을 먹이려고 하니 어떻게 안아서 먹여야 되는지도 모르겠고, 젖은 안 나오고, 진땀만 흘리고 있는 거지. 거기다 내 몸도 진통을 서른두 시간이나 하고 출산을 한 뒤라 무겁고 힘든데 산후조리를 한다고 껴입은 옷 때문에 덥기까지 하니 완전히 정신이 없더라고.

산후조리원에 있었다면 수유 전문가의 도움을 받았겠지만 나는 집에서 산후조리를 했기 때문에 더 헤맸어. 나를 도와주려고 시어머니가 오셨는데 청소에, 밥 준비에, 아기까지 틈틈이 봐주시느라 바빠서 모유 수유에 관한 자세한 이야기를 나눌 여유까지는 없었지.

나중에 책을 보고 알았어. 출산 후 3일까지 엄마의 가슴은 변화가 크지 않고 젖이 도는 느낌도 없다는 것을. 그래도 자꾸 젖을 물리면 아주 적은 양의 초유가 나오기 시작하는데 갓 태어난 아기는 그 정도의 초유만으로도 영양이 충분하다는 것을 말이야. 자연 분만의 대가로 '수중 분만'을 창시한 프랑스의 미셸 오당 박사는 "아기는 일주일 정도 안 먹고도 버틸 영양을 가지고 태어난다"고 말하기도 했대.❶

그러던 와중에 나보다 한 달 먼저 아기를 낳은 친구에게 연락이 왔는데 젖이 거의 안 나오는 3일 동안 잘 견디라고 하는 거야. 그 시기를 젖 외에 다른 것을 먹이지 않고 버티면 아기가 엄청난 태변을 본다고.

기저귀가 검은 태변으로 넘치는 정도라고 했어.

그래서 나도 거의 나오지 않는 젖을 엉성하게 겨우겨우 물리면서 3일을 버텼어. 그러는 동안 정말 엄청난 태변이 쏟아져 나왔는데 놀랍더라. 작은 아기의 몸속에 그렇게 꺼먼 노폐물이 잔뜩 들어 있었다는 것이 믿기지 않을 정도였어. 어찌나 속이 시원하던지. 가득 찬 태변 기저귀를 갈 때마다 남편과 나는 연신 놀라며 고맙다고 소리쳤어.

자연주의 육아 책들에서는 태변을 비롯한 노폐물 배설이 배고픔을 채우는 것보다 더 우선이고, 그래야 건강한 아기로 자란다고 하더라.❷ 그러니 아기가 태변을 다 볼 수 있게 기다려주는 것이 얼마나 중요한 일이냔 말이야. 이걸 모르고 있던 나에게 전화해서 태변을 다 보게 하라고 알려준 친구는 또 얼마나 고맙고.

그런데 태변을 몇 번이나 봤는데도 젖이 안 나오는 거야. 바다는 더 맹렬히 울어대고. 그때부터는 정말 초조했지. 같이 있는 시어머니께서 아기를 그렇게 많이 울리면 안 된다고, 젖이 나오기 전까지만 분유를 좀 먹이자고 자꾸 말씀을 하셔서 더 버티기가 힘들었어. 조산원에서 출산을 하고 나올 때 젖이 안 나오고 아기가 많이 울면 설탕물을 아주 연하게 만들어 먹이거나 분유를 아주 연하게 타서 먹이라고 알려주면서 분유와 젖병을 주기도 해서 내 마음은 갈팡질팡 난리가 났지.

나는 결국 바다의 울음소리를 더 못 견디고 분유를 타고 말았어. 그런데 어찌된 일인지 바다가 젖병을 빨지 않는 거야. 혀로 계속 밀어내기만 하고. 그때 나는 정신이 번쩍 들었어. '잘됐다! 젖병 아웃!' 하고 바로 젖병을 집어던져 버렸지. 그 대신에 끓여서 식힌 생수에 유기농 설탕을 아주 조금 녹여서 그 물을 숟가락에 묻혀 바다 입에 조금씩 갖다대 주었어. 입을 움직이면서 물이 조금씩 입 안으로 들어갈 수 있게.

그래도 바다는 성에 안 찬다는 듯 울어재꼈어. 내가 해줄 수 있었던 건 우는 바다를 안아주고 안 나오는 젖을 계속 물리는 것뿐이었어. 1분이 한 시간 같던 그 시간을 어떻게 버텼는지 지금 생각해도 아찔해.

김연희의 수유 팁

출산 첫날의 모유 양은 약 10~30cc 정도입니다. 생후 3~4일 동안 체중이 5~7퍼센트 가량 줄어드는 것은 정상이며, 분유를 보충하더라도 체중은 줄어듭니다. 이때 모유 수유 지식이 있는 엄마들은 잘 참고 고비를 넘기겠죠?

출산 직후 모유 양이 적더라도 엄마가 아기와 함께 있으면서(모자동실) 젖 물리기를 하는 것은 엄마와 아기 모두에게 좋습니다. 모유 수유를 하면 엄마의 몸에서 옥시토신 호르몬이 나와 출산 후 오로 배출 및 자궁이 다시 작아지는 데 기여하며 출혈 가능성도 낮춥니다. 또한 엄마의 심장 소리는 아기에게 안정감을 주고 엄마와 아기가 서로 교감할 기회를 줍니다. 그래서 모유 수유를 할 수 있는 출산 장소를 선택하는 것이 정말 중요합니다. WHO와 유니세프에서 인증해 주는 '아기에게 친근한 병원' 혹은 조산원 같은 곳을 추천하고 싶네요.

모유 수유 3일차
젖이 차면

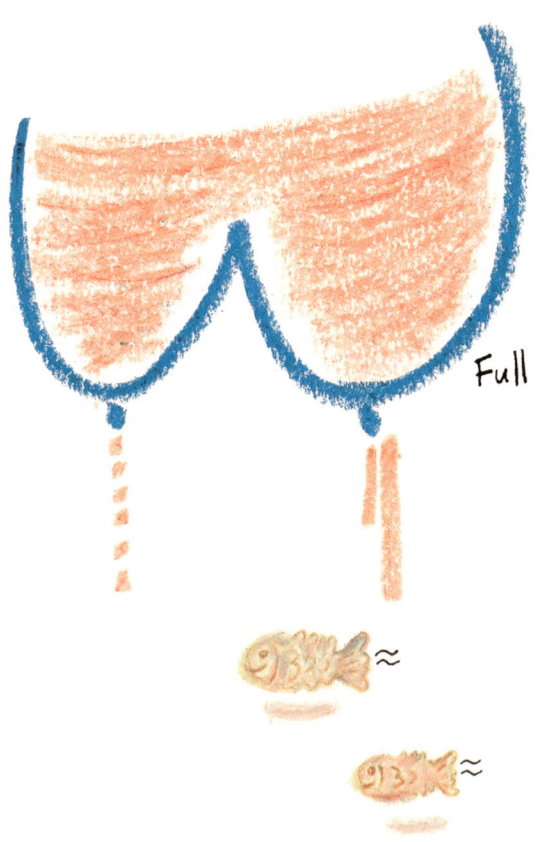

드디어 젖 개통!

터져 나오는 내 젖.

잉어 먹었으면 홍수 날 뻔했다.

젖이 차오르니 바위처럼 무겁다.

찌릿찌릿 알싸하니 아프다.

줄줄 새서 옷이 다 젖는다.

새벽에 자다가도 일어나서

눈을 반쯤 뜨고 젖을 짠다.

💙　드디어!!! 모유가 나오기 시작했어. 나는 영화 〈쇼생크 탈출〉의 주인공처럼 두 팔을 하늘로 뻗어 올리고 소리치고 싶었어. "나 이제 젖 나온다!" 이제 바다를 그만 울리고 젖을 먹일 수 있는 거야!

　구멍이 없는 것 같은 유두에 눈에는 잘 안 보이는 미세한 구멍이 얼마나 많은지 몰라. 살짝 짜보면 그 구멍들에서 젖이 여러 갈래로 동시에 뿜어져 나오는데 진짜 신기한 거 있지?

　나중에 알게 된 건데 젖이 안 나오는 며칠 동안 젖이 편안하게 빨리 나오도록 엄마가 할 수 있는 방법이 몇 가지 있더라. 마른 수건을 따뜻한 물에 적셔서 짠 다음 젖에 대주는 온찜질과, 손으로 젖을 부드럽게 살살 만져주는 젖 마사지, 그리고 나도 계속 시도했던 젖 물리기가 그거야.❸ 온찜질과 젖 마사지는 쉽게 혼자서 할 수 있는 방법이니까 꼭 하는 게 좋아. 모유가 나오기 시작하면서 생기는 유선염이나 유방 뭉침도 예방해 주거든.

　나는 젖이 딱딱하고 아프게 뭉친 뒤에야 온찜질과 젖 마사지를 했기 때문에 엄청 고생을 했어. 그리고 젖은 자주 물릴수록 빨리 도니까 안 나온다고 젖 물리기를 포기하지 말고 자꾸 물려야 해. 아기가 젖꼭지에 익숙해지는 것도 중요하거든.

　그리고 모유 수유에 성공하기 위해서 필요한 준비가 또 하나 있어.

그것은 바로 유방 점검! 나는 임신 중기부터 조산원에 가서 검사를 받았는데, 조산원은 모유 수유를 적극 권장하기 때문에 유방 관리도 같이 해줬거든. 갈 때마다 유두를 점검하고 유두가 더 돌출되도록 만드는 민간 요법을 알려주었어. 마른 호두 껍질 반쪽을 유두에 덮어서 반창고로 붙여놓는 거였는데 효과가 눈에 보일 만큼 아주 굉장하지는 않았지만 수유할 때 유두 문제는 없었어. 요즘은 임신 후기에 유두가 자극되면 자궁을 수축시켜서 조산의 위험이 있다고 임신중에는 유두의 모양을 바꾸기 위한 어떤 조치도 하지 않는다고 하더라.

산부인과에서도 유두를 점검받을 수 있대. 함몰 유두나 편평 유두일 경우 어떻게 수유할 수 있는지 의사에게 미리 조언을 구할 수 있을 거야. 만약 담당 선생님이 남자라서 망설여진다면 유방 점검만 여선생님께 받고 싶다고 말해보는 건 어떨까? 나중에 후회하지 말고 꼭 받아 봐, 유방 점검!

김연희의 수유 팁

아시아인의 상당수가 편평 또는 함몰 유두입니다. 초기에 유두 보호기(니플 쉴드)를 사용하면 효과적입니다.

모유 수유 5일차
입 맞추기

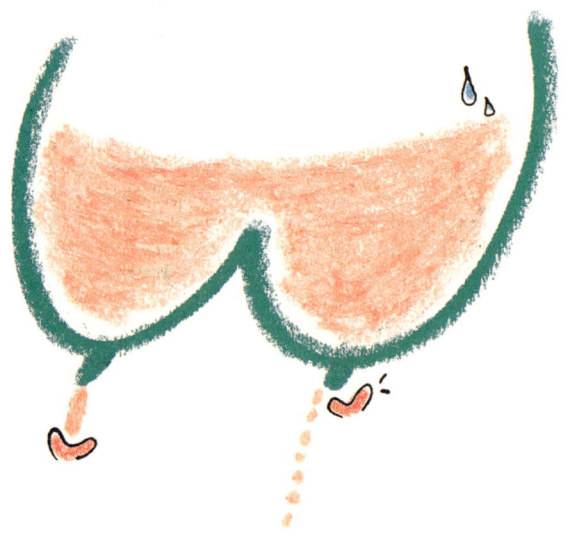

젖은 나오는데 나도 바다도 헤맨다.
젖을 주는 자세도 엉성하고
젖을 무는 입도 엉성해서
나는 땀을 흘리고
바다는 눈물을 흘리며 앙앙 운다.

미안하고 속이 타서
나는 그 어느 때보다
간절하게 기도를 한다.

적응하는 데 몇 주는 걸린다고 했다.
그 후에는
장난치며 젖을 먹는 날이 온다고 했다.

진짜 그런 거지? 진짜지?
제발 그러기를……

모유 수유 6일차
젖 몸살

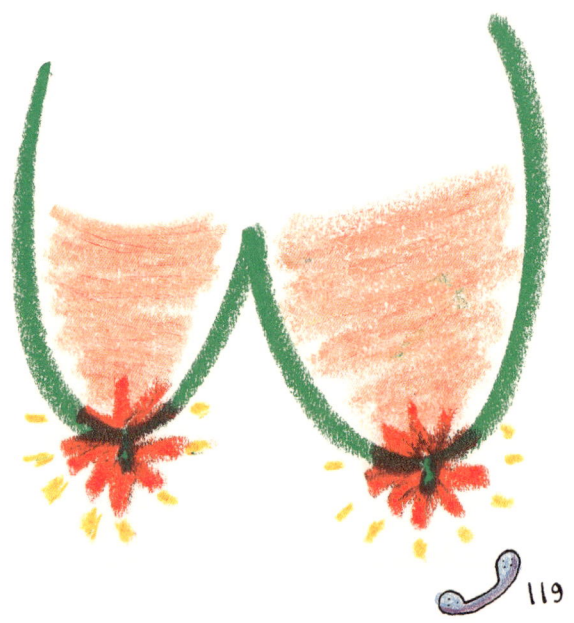

바다가 오래 빨면 젖꼭지에 불이 난다.

따갑고 쓰라리고 미친다.

젖 불은 어떻게 *끄*는 거지?

못 *끄*나? ㅠㅠ

젖이 나오는 기쁨도 잠시, 나오는 젖을 먹이는 것도 힘들어서 쩔쩔맸어. 바다는 젖을 잘 못 물어서 울고, 나는 젖꼭지가 타는 것같이 따갑고 쓰렸어.

방에서 혼자 바다를 안고 "하느님, 부처님, 알라 신…… 제발 도와주세요. 제가 이 아이 먹여 살려야 돼요" 하고 기도하면서 젖을 물렸어. 얼굴이 벌게지도록 땀을 흘리면서 말이야. 어떨 때는 좀 먹는 것 같은데 어떨 때는 못 먹고 울고…… 뭐가 문제인지 모르겠더라고.

그런데 그렇게 어설프게 젖을 계속 물리니까 젖꼭지가 탈이 나기 시작하는 거야. 젖꼭지 피부가 부분적으로 벗겨져 벌건데 바다는 있는 힘을 다해 계속 그 아픈 젖을 빨아. 나는 이를 꽉 물고 몸을 부르르 떨면서 수유를 했어. '제발 빨리 먹어줘. 바다야, 제발……' 하고 속으로 빌면서.

그러면서 궁금해지더라. '이렇게 고통스럽고 힘든 모유 수유를 세상의 그 많은 엄마들이 했다고? 그런데 왜 아무도 모유 수유가 이렇게 힘들다고 얘기해 주는 사람이 없었지?' 이해가 잘 안 됐어. 이렇게 지나치게 힘든 상황에 처해 있다는 것이 싫고, 화나고, 겁나고, 몸과 마음이 뒤죽박죽이었어.

나중에 시간이 지나고 보니 모유 수유 방법을 제대로 알고만 있었어도 그렇게 힘든 일이 아니었어. 방법을 몰라서 엄청나게 고생을 한 거지. 이 시기에 나를 구해준 건 시어머니였어.

   내가 하도 쩔쩔매니까 시어머니가 와서 수유하는 걸 보시곤 두 가지를 말씀해 주셨어. 아기를 바짝 당겨서 안는 것과 젖을 깊이 물리는 것. 이 두 가지를 고치니까 젖 통증이 줄어들고 바다도 편안히 젖을 먹기 시작하더라.

   좀 더 자세히 말하자면 첫째, 젖을 먹이는 자세를 잘 잡아야 해. 최대한 편하게. 가장 흔한 자세로는 앞으로 안아서 먹이는 요람식 자세가 있는데 아기의 배가 하늘이 아닌 엄마 쪽을 향하도록 아기 몸 전체를 돌리고, 아기의 귀와 어깨, 엉덩이가 일직선이 되도록 하는 거야. 그러고 나서 최대한 아기와 엄마의 몸을 밀착시켜. 이때 주의해야 할 점은 젖을 먹이는 엄마의 허리가 앞으로 굽지 않도록 뒤로 편히 기대야 한다는 거야. 그러면 아기의 몸이 엄마의 몸에 밀착되기 때문에 편해.

   수유 초기 때 찍은 내 사진을 보면 허리가 늘 앞으로 굽어 있는데 그 자세 때문에 어깨와 허리가 얼마나 아팠는지 몰라. 어깨가 내려앉는 것처럼 쑤시고 아파서 쩔쩔 맬 정도였어. 결국에는 약국에 달려가 작고 긴 전기매트를 사와서 어깨에 두르고 있었어.

   편안하게 수유할 수 있는 자리를 마련해 놓고 아기가 배고프다는 신호를 보내면 준비된 익숙한 자리로 가서 수유를 시작하는 것이 가장 좋대. 내가 마실 물이나 간단한 간식거리도 미리 준비해 놓고 말이야.❹

바다가 3개월 정도 지났을 때부터는 읽을 책을 북 스탠드에 꽂아서 수유 자리에 갖다놓고 수유할 때마다 몇 장씩 읽었는데 덕분에 수유 시간이 정말 빨리 지나가고 즐겁더라. 그렇게 나를 위한 '소확행'을 마련해 놓는 것도 괜찮은 방법인 것 같아.

두 번째는 젖을 잘 물리는 건데 젖 물리기에서 중요한 것은 바로 깊숙하게 물리는 거야. 젖꼭지를 아기 아랫입술에 갖다 대면 아기가 반사적으로 입을 벌리거든. 그때 재빨리 깊숙하게 젖을 물려. 아기가 젖꼭지만 빨면 안 되고 유두 주변의 붉은 부분인 유륜까지 크게 물어야 해. 그렇게 물면 옆에서 봤을 때 아기의 입술이 180도 가까이 확 벌어져 있고 모유 양이 어느 정도 된다면 꿀꺽꿀꺽 삼키는 소리도 날 거야.

이 두 가지가 잘 되면 모유 수유가 훨씬 쉬워져. 아기가 젖을 빨 때 젖꼭지가 아프고 아기도 만족스럽게 못 먹고 자꾸 운다면, 수유 자세나 젖 물린 방법이 잘못된 거니까 참지 말고 바로 모유 수유 선배에게 연락해서 물어보거나 전문 기관에 가서 도움을 받아. 젖 불도 빨리 꺼야 안 번지거든.

김연희의 수유 팁

모유 수유는 열심히 하는 것과 잘하는 것이 비례하지 않습니다. 신생아 시기에 엄마는 하루에 약 8시간을 수유에 할애하게 됩니다. 수유 자세가 편하지 않으면 손

목, 팔, 등, 허리, 목, 어깨 등 전신통으로 이어질 수 있고, 급기야는 수유를 포기하게 됩니다. 수유 시간이 마치 쉬는 시간처럼 되도록 자신에게 맞는 편안한 수유 자세를 찾아야 합니다. 깊숙이 젖 물리기 deep latching가 잘된다는 전제 하에 엄마가 편한 것이 가장 좋은 자세입니다. 위의 글에 수유 자세와 깊숙이 젖 물리기에 대해 설명이 잘 되어 있습니다.

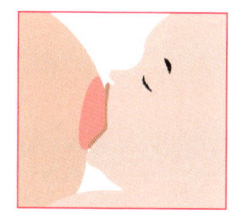

모유 수유 8일차

젖 개방 시대

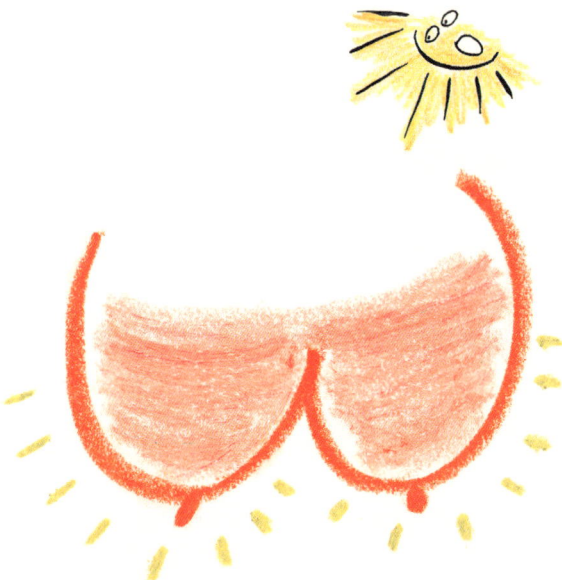

젖을 내놓고 산다.

젖꼭지가 따가워서

옷도 못 입고 이불도 못 덮는다.

샤워기의 물줄기가 닿아도

바람이 스쳐도

아아악~~~!!!

덕분에 손님 초대를 못하고 있다.

바다 보러 왔다가 내 젖 보고 놀랄까봐.

꿈에서 깜박하고

젖을 내놓은 채로 택배를 받았는데

택배 아저씨가 못 본 척하며

고개를 푹 숙이고

뒷걸음질 치며 사라졌다.

모유 수유 10일차
젖력 발전기

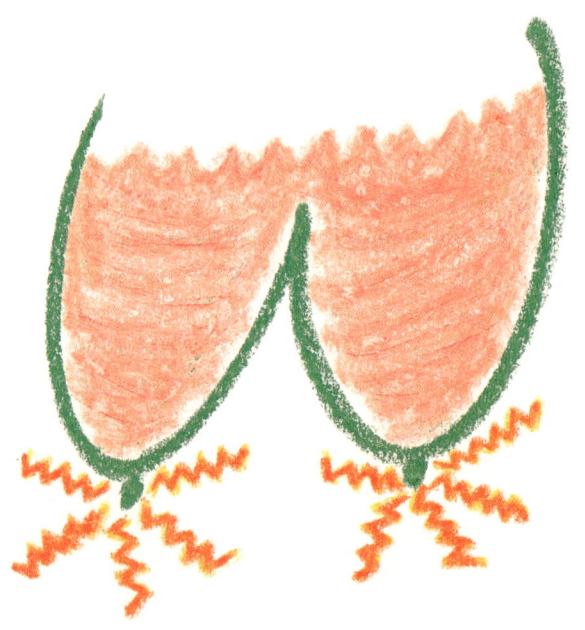

쩌릿쩌릿~

젖꼭지를 중심으로 강한 전기가 온다.

몸이 추울 때

뜨거운 좌욕을 할 때

코 풀 때

소변 볼 때

기침할 때

작은 자극 하나에도 쩌릿쩌릿~

지금 내 몸은 젖력 발전기.

아무래도 이 전기는

젖을 만드는 데 쓰이지 싶다.

내 몸 안에서 키운 아기를 세상에 내보내고, 이제 이 아기를 먹여 살릴 모유를 만드느라 몸 전체가 들썩이고 있었어. 새로운 젖 길을 뚫는 공사가 정말 요란하더라. 덕분에 나는 전기 인간이 되었고 말이야.

젖이 돌기 시작한 며칠 동안은 찌릿찌릿한 느낌이 시시때때로 강하게 느껴졌는데 조금 지나니까 젖이 돌 때만 유두 주변에 그런 느낌이 약하게 오더라. 책에서는 그걸 최유 감각이라고 했어.

최유 감각은 옥시토신 호르몬 작용의 결과라는데 유방이 찌릿하면서 젖이 곧 나올 것 같은 느낌이고 실제로 젖이 맺히거나 흐르기도 해. 수유할 시간 즈음이나 수유중에도 느껴지고 아기가 젖을 먹을 때 반대쪽 유방에서도 느껴져.

그런데 수유 초기에는 옥시토신 호르몬 분비가 왕성해서 그런지 수유 시간에 관계없이 찌릿하기도 하고, 밤에 바다가 우는 소리만 들어도 젖이 핑 돌면서 뚝뚝 떨어지더라고. 심지어 아기를 생각하기만 해도 최유 감각이 느껴진다는 엄마도 봤어.

나는 이 감각과 몸의 반응이 출산 후에 눌러진 내 몸의 고급 기능 버튼처럼 느껴지더라. 당황스럽기도 했지만 참 새롭고 신기했어. 앞으로 또 어떤 버튼이 눌러질지 두려우면서도 궁금한 거 있지?

김연희의 수유 팁

젖꼭지가 따가워서 옷 입기조차 힘들 때는 가제 수건을 길게 돌돌 말아서 원을 만들어 유두를 둘러싸 놓으면 아픈 유두를 보호할 수 있습니다. 모유에는 항염 성분이 있으므로 상처 난 유두에 자주 적셔주면 염증 치료에도 효과가 있어요.

그리고 최유 감각은 출산 후 주수가 지나면서 서서히 줄어듭니다. 최유 감각의 감소로 젖 양이 줄었다고 착각하기 쉬우나 실제로 그런 건 아니니 안심하세요. 실제로 직장에서 혹은 외출시 유축을 해야 할 때 아기 사진을 보거나 아기 생각을 하면 젖이 잘 돌아 효과적입니다.

모유 수유 11일차
감동적인 맛

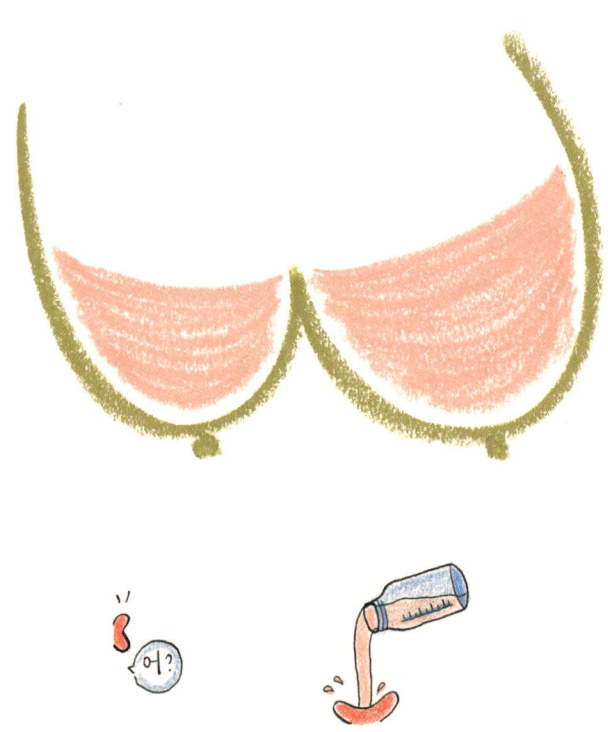

책에서 젖을 먹어보라고 했다.
젖 맛을 알아야
상했는지 안 상했는지 알 수 있다고.

그래서 몇 모금 마셔봤는데
'어?'
내 몸에서 나왔다는 것이 믿기지 않을 만큼
고소~하면서 달달~한 깊은 맛이
감동적이다.

이 맛있는 걸
하루 종일 배부르게 먹고 있는 바다가
부러울 정도다.

나도 처음에 망설였어. '이걸 정말 마셔도 되나? 맛이 이상할 거 같은데?' 하고. 그런데 진짜 맛있더라. 진짜, 진짜로. 어디서도 맛보지 못한 깊은 단맛이었어. 나는 모유 양도 많아서 마음만 먹으면 하루에 두세 컵 정도는 마실 수 있었는데 그렇게는 또 안 마셔지더라.

그래서 빵 만들 때 우유 대신 넣어서 먹었어. 나의 영양 간식, '모유 빵'이었지. 그때는 매일 빵을 구워 먹었거든. 하루 종일 집에서 젖 먹이는 스트레스를 모유 빵을 구워 먹으면서 풀었어. 바다를 재워놓고 힘없는 몸으로 대충 모유 빵을 구워서 한 입 베어 물고는 깊은 휴식의 한숨을 쉬던 그때가 생각난다.

바다 백일 때 가족들이 왔을 때도 케이크 대신 빵을 구웠는데 가족들은 내가 평소에 모유 빵을 먹는 줄 알고 있었기 때문에 백일 빵에 모유를 넣을까봐 엄청 긴장을 하더라고. 그래서 넣었을까, 안 넣었을까? 다수의 행복을 위해 내가 양보했지.

그런데 그거 알아? 모유의 맛을 봐야 모유의 질을 알 수 있대. 음식을 할 때마다 간을 보듯이 모유도 한 번이 아니라 자주 맛을 보면서 내가 요즘 먹이는 젖이 어떤가 알아야 한다는 거야. 맛에 따라 내가 먹는 음식을 조절하거나 가슴 상태를 관리해야 하고 말이야.

유선염이 생긴 젖을 아기가 거부하는 이유도 젖이 맛이 없기 때문이 래. 아기는 미각이 아주 예민하다고 하더라고. 엄마의 가슴 상태가 안 좋아서 모유의 질이 떨어지면 떫거나 짜거나 시큼하거나 비린 맛이 나기도 한대. 엄마가 먹어봐도 달달하고 맛있는 모유가 질 좋은 모유라고 해. 내 모유는 그때 질이 좋았나봐.

    이때부터 엄마의 요리가 시작된다고 볼 수 있을 것 같아. 어떻게 보면 제일 까다로운 요리일 수도 있어. 내가 먹는 음식과 나의 건강 상태를 모두 관리해야 하니까. 그런데 나의 이 첫 요리가 내 아기의 건강을 가장 크게 좌우한다면 노력할 만하지 않을까? 맛있고 질 좋은 젖을 만들어주기 위해 엄마인 우리가 먼저 잘 먹고 건강하자. 그 노력은 결국 나와 아기 모두에게 좋은 거니까.

모유 수유 12일차

젖 팔아요

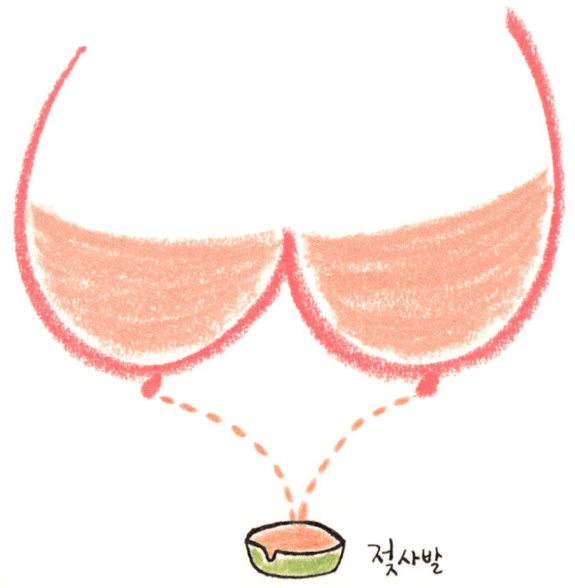

새벽에 일어나 꽉 찬 젖을 짜면

한 사발 가득 나온다.

그럴 때면 들고 나가 이렇게 외치고 싶어진다.

"젖 팔아요~ 엄마 젖~

따뜻하고 신선하고 달콤한 젖~"

겨울밤 거리에서

찹쌀떡 장수가 찹쌀떡을 팔듯

사람들이 그 달콤하고 쫀득한 찹쌀떡을 먹고

더 없이 행복해하듯

나는 내가 먹어본 중에 제일 맛있는 음료인

나의 갓 짠 젖을 팔아

사람들을 행복하게 해주고 싶다.

진심으로 그러고 싶다.

모유 수유 14일차

밥은 편하게 먹자~

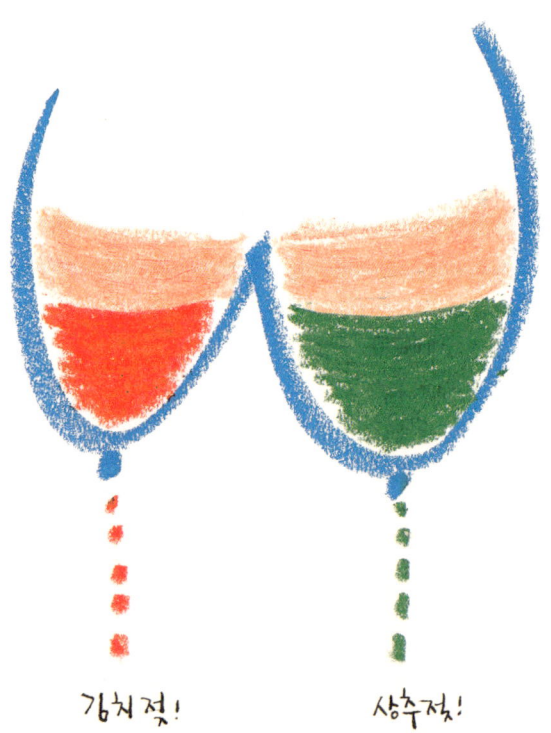

"젖 먹일 때 김치 먹으면

아기 설사하고 똥꼬 빨개진다잉~!"

"바다가 설사를 해?

아야, 니가 아까

상추쌈을 먹어서 그런갑다~!"

산후조리를 도와주고 계시는

시어머님이 말씀하셨다.

임신 동안에도 바다 생각해서

가려먹느라 애썼는데

낳고 나서도?

오, 노~

밥은 따로 좀 편하게 먹자~

그야말로 맑은 하늘에 날벼락이었어. 힘들어 죽겠는데 음식도 가려먹어야 되다니. 세상에 김치랑 상추쌈도 못 먹으면 무슨 낙으로 이 힘든 시간을 버티느냔 말이야. 책을 찾아보니 다행히 김치랑 상추쌈은 먹어도 된다고 했어. 김치나 고추장 등의 매운 음식이 아기의 배를 아프게 하지는 않는다고.

수유 기간에 엄마가 꼭 먹지 말아야 할 음식이 있는 것은 아니지만, 엄마가 먹은 음식에 따라 젖의 질이 달라지기 때문에 음식을 조심해서 먹을 필요는 있다고 했어.

그런데 엄마가 가공 식품이나 고기 위주보다는 자연식의 밥이나 국, 야채 반찬 위주로 식사를 할 때 젖의 질이 좋고 아기도 소화를 잘 시킨다고 해. 가공 식품과 고기를 완전히 먹지 말라는 것은 아니지만, 먹을 거라면 성분을 잘 따져보고 선택하는 게 좋겠어. 가공 식품을 산다고 하면 원재료의 함량이 높고 식품 첨가물과 방부제가 들어 있지 않은 것으로 사는 거야. 고기도 무항생제 고기로 사고.

개인적으로 질 좋은 음식을 잘 가려서 살 수 있는 제일 쉬운 방법은 안전하고 바른 먹거리를 파는 곳에서 장을 보는 거라고 생각해. 유기농 식재료와 안전한 가공 식품을 만들어서 판매하는 곳으로는 한살림, 자연드림, 초록마을, 올가, 두레생협 등이 있는데, 나는 한살림과 자연드림에서 주로 장을 보고 때에 따라 가까운 초록마을과 올가도 이용을 했어.

거기에서 파는 온갖 과일과 채소와 간식들이 정말 맛있거든. 레토르트로 파는 호박죽과 팥죽도 많이 먹었고, 고구마, 감자, 옥수수, 단호박도 자주 쪄 먹고, 땅콩, 호두, 잣, 깨와 떡도 종종 먹었어. 제철 과일도 많이 먹고. 요즘에는 다양한 국, 부침개, 볶음밥 같은 것도 냉동으로 많이 나와 있어서 편하더라. 바로 조리해서 먹는 것에 비할 바는 안 되겠지만, 몸이 힘들 땐 비교적 안전하게 만들어진 이런 음식의 도움을 받는 것도 괜찮은 것 같아.

그리고 커피, 녹차, 홍차, 초콜릿, 코코아도 사람마다 카페인 해독 능력이 다르기 때문에 주의할 필요가 있고, 알코올 역시 체질에 따라서는 치명적인 영향을 줄 수 있으니 조심하는 게 좋겠지.

건강하고 맛있는 음식을 골고루 즐기면서 먹는 것은 나와 아기의 몸과 마음을 위해서 정말 중요한 일이야. 음식 선택에 조금 신경 쓰면서 잘 먹자.

김연희의 수유 팁

수유중 엄마의 영양 관리는 매우 중요하지만 설령 엄마가 음식을 충분히 섭취하지 못해도 모유의 영양과 질, 양은 아기가 먹기에는 충분합니다. 자신의 모유에 영양이 부족하다고 생각하여 모유 수유를 기피하거나, 먹는 것에 대해 너무 복잡하고 까다로운 원칙을 세워놓고 오히려 그것을 지키지 못해 걱정하거나 스트레스를 받아 결국 단유까지 고려하는 엄마들도 있는데요. 많은 연구 결과 기아 상태일 정도의 영양 부족 상태가 아니라면 모유의 질에는 영향을 미치지 않는다고 해요.

다만 엄마의 영양이 부족하면 면역력이 떨어지고 질병에 대한 저항력이 약해지므로, 질 좋은 음식으로 잘 챙겨먹으려고 노력은 하되 음식에 대해 너무 스트레스는 받지 마세요.

그리고 희소식 하나! 매운 음식, 캡사이신은 모유로 전달이 안 됩니다.

모유 수유 15일차
하루 종일 식사

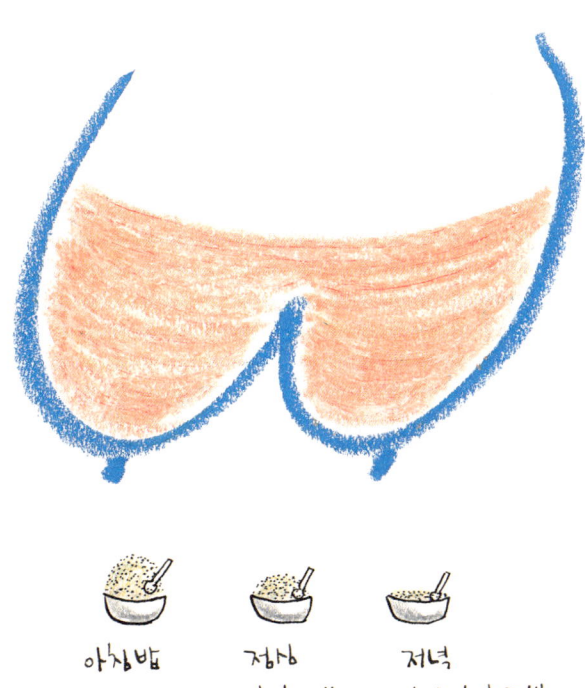

아침밥 점심 저녁
        아까 그 밥 아까 아까 그 밥

무거운 몸을 추스르며
밥을 먹다가,
바다가 울어서 젖을 주고
다시 와서 먹다가,
또 울어서 젖을 주고
돌아와서 밥 먹기를 반복한다.
아침 식사가 저녁까지 이어진다.

어머님은
그렇게 먹으면 밥 맛 없다고
후딱 먹고 젖 주라고 하시는데
그게 잘 안 된다.
먹고 먹이는 일만 하다가
어느새 하루가 간다.

사람이 밥만으로 사는 게 아닌데
요즘은 하루하루 밥만 먹기도 힘들다.

모유 수유 초보라 긴장을 하고 있어서인지 바다 울음소리가 들리면 숟가락을 바로 놓게 되더라. 그런데 이렇게 하니까 몸도 마음도 안정이 안 되고 더 힘들었어. 아기를 조금 울리더라도 밥을 야무지게 다 먹고 젖을 물리는 게 나아.

하루 이틀 할 것이 아니거든. 체력이 떨어지면 몸도 마음도 무지하게 힘들어져. 내가 잘 먹고 잘 자서 체력이 빵빵해야 육아가 조금이라도 더 즐거워.

그러니 꼭! 내 밥, 내 간식을 잘 챙겨서 먹자. 나의 건강이 모유의 질을 좌우하고, 결국 내 아기의 건강도 좌우한다는 걸 잊지 마. 하루 세 끼 이상 몸에 좋은 반찬들을 듬뿍 얹어서 든든하게 밥을 먹고, 신선한 과일과 채소도 쌓아놓고 먹어. 물도 충분히 마시고.

김연희의 수유 팁

임신중일 때보다 수유중일 때 영양분을 더 잘 섭취해야 합니다. 물론 몸에 좋고 신선한 음식도 중요하지만, 음식으로 섭취하기 어렵거나 식습관에 따라 부족하기 쉬운 영양소는 칼슘제나 종합비타민 등으로 보충하는 것도 좋습니다.

모유 수유 16일차
젖의 명예

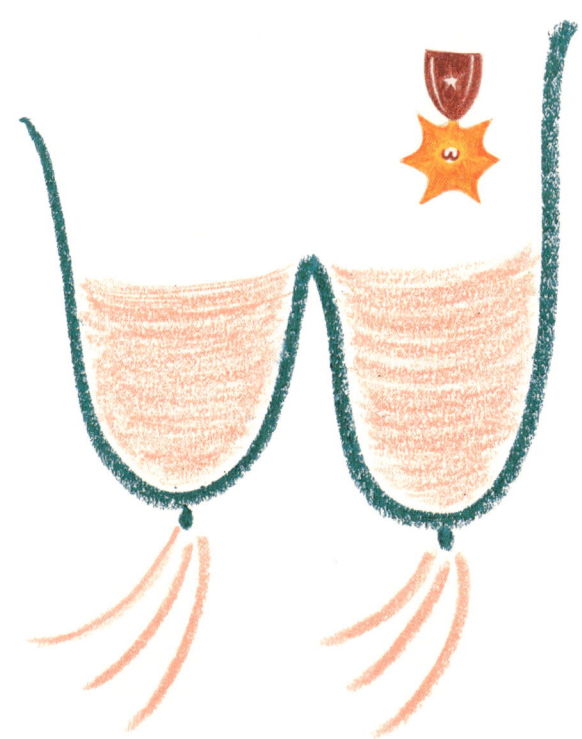

20대 중반쯤 목욕탕에서
아줌마들의 처진 젖을 보며
나는 속으로 생각했다.

'그래, 바로 저거다.
내 젖 또한
한 생명을 충실하게 먹여 살린 후에
장렬히 처지리라!'

내 젖은 지금
그 명예로운 일을 처절하게 해내며
그때 본 아줌마들의 젖을
꼭 닮아가고 있다.

그렇게 명예로워 보였던 처진 젖을 내가 막상 갖고 보니 생각보다 즐겁지가 않은 거 있지? 오히려 좀 서글프다고 할까? 얼마 전에 둘째 하늘이가 내 가슴을 보고 이러는 거야. "엄마 가슴이 풍선 같아. 바람 빠진 풍선!" 아, 어떡하면 좋니? 이 잔인한 비유를.

나중에 알았어. 수유를 한다고 해서 가슴이 다 처지는 건 아니라는 걸. 친구들을 보니까 가슴을 지켜내겠다는 마음을 먹고 수유를 조심해서 하니까, 조금 작아지긴 해도 심하게 처지지는 않더라고.

내 가슴이 바람 빠진 풍선이 된 이유가 몇 가지 있는데 나 같은 비극을 막기 위해 너에게 알려줘야 할 것 같아.

첫 번째 이유는 바로 오랫동안의 유축이었어. 바다가 생후 6개월이 넘도록 남는 젖을 빼낸다고 유축을 했으니, 젖 양은 바다가 먹는 양보다 많았고 가슴은 불필요하게 컸어. 가슴이 부풀었다가 유축을 해서 줄어드는 과정이 반복되면서 가슴 근육과 피부의 탄력이 급격하게 떨어졌나봐.

젖의 양이 적을 때는 유축을 해서 젖을 자꾸 비워내고 몸이 젖을 빨리 채우도록 유도하는 것이 좋지만, 젖이 많을 때는 유축을 하면 할수록 젖이 빨리 채워지기 때문에 가급적이면 하지 않는 게 좋은 거였어. 오히려 한쪽 젖을 두 번 연달아 먹이면서 다른 쪽 젖이 채워지는 속도를 늦추기를 번갈아하는 것이 방법이었던 거야.

젖의 양이 부족하지 않다면 유축을 가급적 하지 말고, 아기가 먹는 양에 젖 양을 맞추려고 처음부터 노력하는 게 좋아. 젖 양이 아기가 먹는 양보다 많으면 모유 은행에 기부할 수 있다는 것 말고는 장점이 없거든. 무거운 가슴을 달고 다니느라 힘들지, 빨리 차오르는 젖 때문에 외출하기 힘들지, 게다가 나중에 가슴까지 처져.

두 번째 이유는 수유를 할 때 젖을 손으로 주무르면서 짜 먹인 거야. 그렇게 하면 젖이 잘 나오니까 바다도 먹기 편하고 젖이 빨리 비워져서 나도 좋다고 생각했거든. 젖이 길어지는 방향으로 쭉쭉 정성스럽게 1년을 밀었어. 아우.

아기가 젖을 얼마 안 먹었는데 졸려하면 젖을 주물러 짜서 많이 나오게 해서 깨우는 건 좋대. 그런데 평소에는 아기가 스스로 조절해서 먹도록 놔두어야 한다더라. 젖을 빠는 세기를 조절한다든지 하면서 아기 스스로 먹는 양을 맞출 수 있대. 그러니 내가 정말 무식했지.

세 번째 이유는 노브라야. 나는 20대부터 당당한 노브라 족이었거든. 임신을 하고 가슴이 커졌는데 수유를 하면서 젖이 차 무거워지니까 젖꼭지가 점점 배꼽에 가까워지더라고. 브라 착용에 대한 개념을 잊은 지 오래이기도 하고, 젖꼭지 통증으로 아무것도 걸칠 수가 없어서, 브라 생각을 더 안 했지. 그리고 그 당시 가슴 모양이 완전히 변했으니까 수유가 끝나면 어느 정도 원래의 모습을 되찾을 거라고 막연하게 생각을 했어. 그런데 수유가 끝났는데도 가슴 크기만 줄어들고 길이는 줄어들지가 않는 거야. '오 마이 갓!'이었지.

그렇게 갑자기 가슴이 커지고 무거워질 때 브라로 받쳐주면 중력의 영향을 훨씬 덜 받아서 한없이 내려가는 가슴을 어느 정도 잡아줄 수 있대. 생각해 보니 여전히 예쁜 가슴을 가진 내 친구들도 수유 시기에 브라를 꼭 하고 있었어. 그러니 참고해.

다시 20대 중반, 그 목욕탕에 서 있는 상황으로 돌아갈 수 있다면 내 결심을 바꿀래. 한 생명을 충실하게 먹여 살린 후에 장렬히 처지겠다가 아니라, 한 생명을 충실하게 먹여 살린 후에도 짱짱하게 남아 있겠다로.

아, 내 풍선, 돌리도~~!

김연희의 수유 팁

모유 수유 자체가 가슴을 변형시키는 것은 아닙니다. 가슴은 나이가 들면서 자연스럽게 탄력이 떨어지고 처질 수 있답니다.

모유 수유 18일차
밤엔 휴업

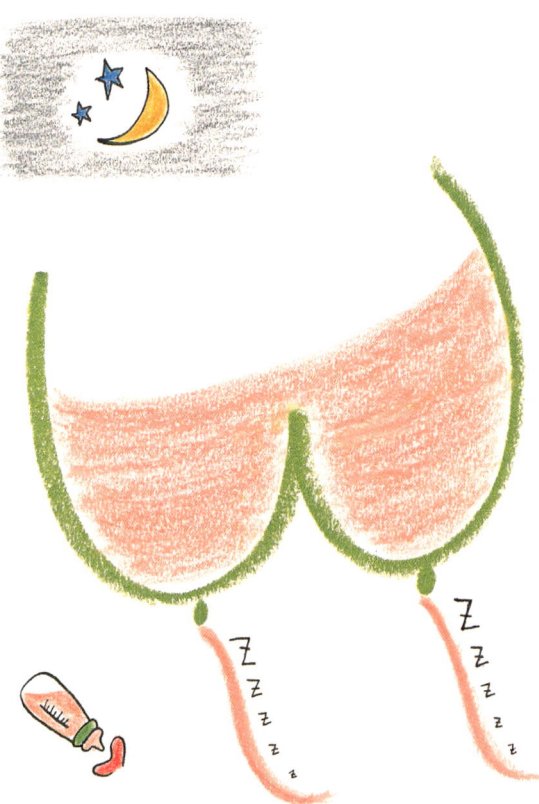

"우선 당신 몸부터 회복하자."
밤 수유로 힘들어하는 모습을 보던 남편이
이렇게 말하며 밤을 맡겠단다.
짜놓은 젖을 젖병에 담아
바다에게 먹이는 것이다.
오, 땡큐~!

하지만
바다의 울음소리가 들리면
자동적으로 깨고,
그때쯤 젖은
줄줄 흐르고 있기 때문에
일어나 젖을 물릴까 매번 갈등을 하지만
어제도 흐르는 젖을 닦으며 그냥 잤다.

몸이 일어나지질 않는걸.

나는 혼자 따로 잤어. 남편이 바다랑 자면서 밤 수유를 해주겠다고 해서. 그런데 다른 방에 있어도 울음소리는 들리고, 그 울음소리를 들으면 잠이 깰 뿐만 아니라 젖도 흐르기 시작하니까 심란한 거야. 남편이 젖을 데워서 주기까지 바다는 계속 울고 있고 말이야. 남편도 점점 더 지쳐가는 걸 보니 이건 아니다 싶었어. 그래서 내가 다시 바다랑 같이 자면서 밤 수유를 했지. 엄마가 아기와 같이 밤잠과 낮잠을 자고, 같이 깨어 있으면서 젖을 먹이는 게 가장 자연스럽고 편안한 방법인 것 같아.

나중에 알게 된 신기한 사실이 있는데 모유 수유를 하면 엄마 몸에 젖만 도는 게 아니라 마음을 안정시키는 옥시토신 호르몬이 같이 분비돼 자주 깨더라도 편하게 잘 수가 있대. 그래서 밤 수유를 하더라도 낮에 아기와 낮잠을 좀 더 자면 정상적인 컨디션을 유지할 수가 있는 거야.

낮잠을 자는 게 중요한 일이더라고. 나는 그 당시 바다가 낮잠을 잘 때마다 그림을 그렸기 때문에 늘 너무 피곤하고 힘이 없고 짜증이 났어. 충분한 잠이 산후조리를 위해서 꼭 필요한 거였는데 그걸 몰랐던 거야. 내 시간을 조금이나마 갖고 싶고, 내 일을 하고 싶은 마음에 버틴 거지. 몸이 정상적인 상태가 아닌데 욕심을 부리고 쉬질 않으니 몸이 고장이 날 수밖에.

육아의 시기는 아주 길어. 초반에 이렇게 몸이 축나면 후반에 나가떨어질 수 있어. 그러니 밤 수유의 피곤을 낮에 꼭 풀어주면서 하루하루 무리하지 않아야 해. 그래야 병이 안 나.

모유 수유 19일차
잘할게

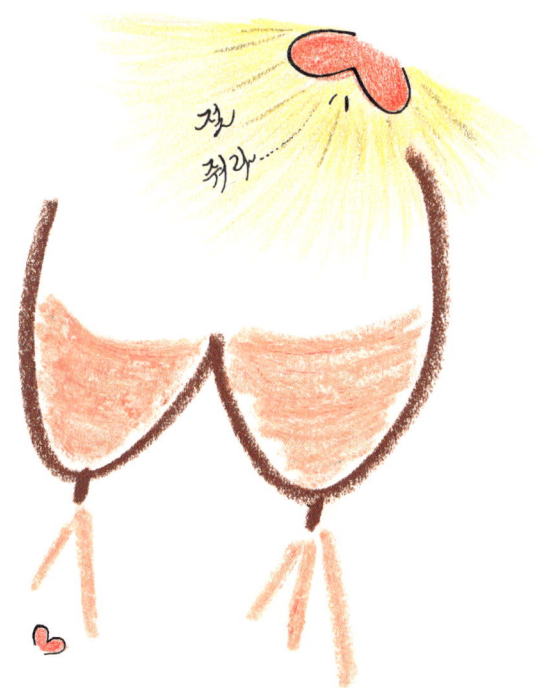

바다가 젖 먹을 때가 되거나
배가 고파서 우는 소리가 들리면
갑자기 젖이
똑똑 떨어지기 시작한다.
먹이라는 거다.

나는 젖을 주는 몸일 뿐
어떤 큰 힘이
그녀를 먹이는구나 싶다.

잘해야지…… (조금 쫄았다.)

정말 놀랍지 않아? 엄마가 아닌 척도 못하는 거야.

내가 상상하지도 못한 이런 신기한 일이 내 몸에서 일어날 때마다 신의 존재를 의식하게 되더라. 도저히 내가 할 수 있는 게 아니니까. 신이 얼마나 정교하게 인간을 만들었는지 모유 수유를 하면서 몸으로 알게 됐어. 믿기지 않을 정도로 섬세한 기능들이 많은 걸 보면 우린 정말 신의 걸작품인가 봐.

사실 생각해 보면 내가 먹은 것이 모유가 되어 나오는 것도 내가 하는 일은 아니지. 내 피를 돌리고, 심장을 뛰게 하고, 먹은 것이 소화가 되어 살이 되고 피가 되는 일도 내가 하는 일은 아니고 말이야. 내 몸속에서 열 달간 바다를 키운 것도 내가 한 일이라고 볼 순 없으니…… 삶을 내 의지로 꾸려가는 것 같지만 정작 생명을 이루는 훨씬 근본적인 일들은 어떤 더 큰 힘에 의해 이루어지고 있음을 인정하지 않을 수가 없는 것 같아.

그런데 몸의 이런 현상이 반갑지 않을 때가 있어. 외출중이거나 젖을 줄 수 없는 상황일 때 말이야. 그럴 때는 유두를 지그시 누르고 있으면 젖이 새지 않는다는 거 기억해 둬.

모유 수유 20일차
젖 향기

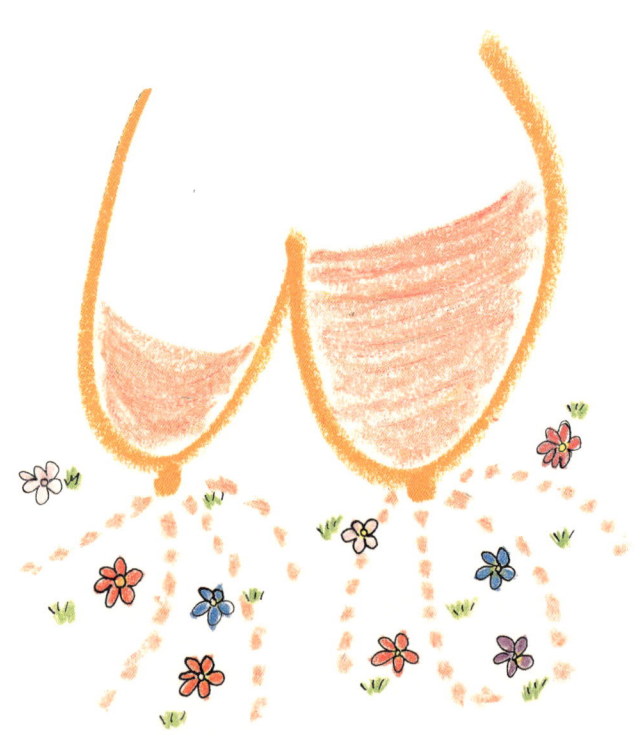

바다에게서
기분 좋은 향기가 난다.
무슨 향기일까?
아, 내 젖 향기구나!

어디에서도 맡아본 적이 없는
고소~하고 향긋~한 이 향기.

좋다!

코를 파묻고 깊이깊이
나의 향기이기도 한
너의 향기를 맡는다.

아기한테 젖 냄새 난다고 하잖아. 나는 그 냄새가 이렇게까지 좋은지 몰랐어. 내 젖 냄새라 그런가? 정말 달콤하고 향기로운 거야~

이 냄새는 아기가 먹다가 게우거나 흘린 젖이 발효해서 나는 거래. 분유를 먹고 게운 냄새는 오히려 좋지 않은 냄새가 난다고 하더라.❺ 모유는 아기의 건강에도 더없이 좋지만 모유 수유를 하는 엄마에게도 이런 의외의 선물을 주니 참 좋은 거 같아.

모유 수유가 얼마나, 어떻게 좋은지 한번 얘기해 볼까? 무엇보다 모유는 아기를 위한 완전 영양식이라고 해. 분유와는 비교할 수 없을 정도로 아기에게 좋은 성분이 많대. 머리를 좋게 하고 면역력을 키워주고 알레르기 질환을 비롯한 각종 염증으로부터도 보호해 주고…… 그러니까 모유를 먹으면 아기가 아파서 병원에 갈 일이 그만큼 줄어드는 거지. 실제로 모유를 먹고 자란 아이는 병치레가 적대.

게다가 이렇게 좋은 모유가 뱃속 아기의 상태에 따라 각각 다르게 만들어진다는 거 알아? 한 아기만을 위한 맞춤 모유가 그 아기의 엄마 몸속에서 만들어지는 거야. 예를 들면 미숙아가 먹는 젖에는 정상아가 먹는 젖보다 훨씬 많은 면역 물질이 들어 있대. 그리고 태어나서 처음 먹는 초유, 백일 후에 먹는 모유, 돌이 지나서 먹는 모유가 영양 성분이 다 다르고.

또 젖을 먹여보면 가장 쉽게 느낄 수 있는 건데 아기에게 엄마 젖은 행복 그 자체야. 엄마 품에 꼭 안겨 엄마의 눈을 바라보며 젖을 먹는 아기의 행복한 얼굴은 그 모습을 바라보는 엄마도 행복하게 만들어. 정서적 안정 그 이상으로 아기는 젖 먹을 때 행복해해.

그러니 당연히 엄마와 아기 사이에 애착 관계가 형성되겠지. 이렇게 모유 수유를 할 때 엄마의 몸에는 행복 호르몬이라는 옥시토신이 분비가 되는데, 이 호르몬은 자궁 수축을 일으켜서 산후 출혈을 막아준대. 그뿐 아니라 모유를 먹이면 엄마도 유방암이나 난소암 등 각종 질병에 덜 걸린다고 하니, 모유 수유는 아기만이 아니라 엄마의 건강에도 좋은 거지.

그뿐이 아니야. 모유 속에는 뇌 성장에 꼭 필요한 성분이 있는데 그것을 충분히 섭취하지 못하게 되면 우울증이나 감정 조절 장애, 자신과 타인에 대한 폭력성이 생기기도 한다니까 모유를 먹이는 일은 개인의 정서적인 문제만이 아니라 사회의 안전과도 연관이 되어 있어. 또 모유 수유를 하면 아기가 덜 아프고 병원을 덜 가니 국가적으로 의료비도 절감되고.

마지막으로 모유 수유는 자연에도 좋아. 분유를 만들기 위해 소를 기르고 그 먹이를 재배하는 과정에서 상당량의 숲이 파괴될 뿐 아니라

수질 오염과 대기 오염이 발생한다는 얘긴 이미 알고 있을 거야. 분유통, 젖병, 젖꼭지의 생산이나 유통 과정은 또 어떻고? 플라스틱, 실리콘, 고무, 유리는 물론 재활용이 어려운 함석판이 사용되고, 운반 과정에서도 많은 포장재가 발생한대. 모유 수유를 하는 여성은 평균 14개월 동안 생리를 하지 않는다고 하니 그 기간에 세계적으로 아껴지는 생리대와 휴지의 양도 엄청나다고 하더라.❻

아기에게, 엄마에게, 사회에, 지구 환경에 이렇게 좋은 모유 수유니까 애써서 하려는 거야. 자세히 알고 보면 모유 수유는 선택이 아니라 필수인 거 같아.

모유 수유 21일차

젖 셰이크

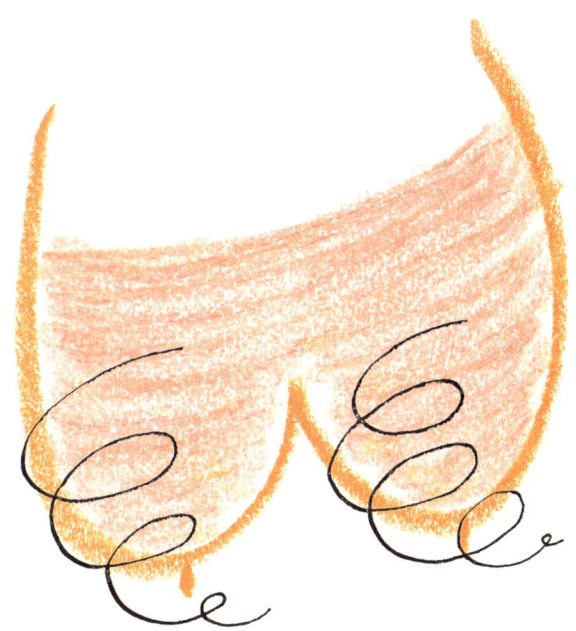

젖은 놀라운 코스 요리였다.
초반에 나오는 묽은 전유는
전채 요리,
뒤에 나오는 진한 후유는
본 요리에 비유할 수 있단다.

젖을 먹다가
곧잘 잠드는 바다가
전채 요리만 먹게 될까봐
젖을 잡고 흔들어 섞은 다음
젖을 물린다.

셰이킷 셰이킷 베이베~
든든히 먹어라 베이베~
손목이 뻐근하도록
열심히 흔든다.

우리 집에 사촌동생이 놀러 왔어. 나는 여느 때처럼 바다에게 젖을 주려고 셰이킷 셰이킷 젖 마사지를 하고 있는데 사촌동생이 그 모습을 보고 깜짝 놀라는 거야. 왜 그렇게 잡고 흔드느냐고. 그래서 얘기해 줬지. 먼저 나오는 전유와 나중에 나오는 후유를 섞고 있다고. 그랬더니 더 놀라더라. 맞아, 놀라워. 전유와 후유는 모유가 가진 아주 신비로운 성질 중 하나라고 할 수 있어.

젖을 짜보면 처음에는 묽은 젖이 나오고 뒤로 갈수록 진하고 뽀얀 젖이 나오는데, 묽은 젖이 전유이고 진한 젖이 후유야. 전유는 칼로리는 낮지만 단백질이 풍부하고, 후유는 지방 함량과 칼로리가 높대. 그래서 전문가들은 가능하면 전유와 후유를 다 먹이라고 권해. 전유만 먹게 되면 아기가 설사처럼 묽거나 푸른 변을 볼 수 있다고. 후유까지 먹이려면 먼저 한쪽 젖을 끝까지 먹인 다음, 다음번 젖을 먹일 때 불어 있는 다른 쪽 젖을 먹이면 돼.❼

또 나처럼 젖 마사지를 한 후에 아기에게 젖을 물리는 것도 좋대. 나는 셰이킷 셰이킷 하면서 흔들었는데 그것보다 손바닥으로 젖을 지그시 누르면서 둥글게 문질러주는 게 좋다고 하네. 마사지는 전유와 후유를 혼합하는 효과가 있어서 아기가 젖을 빨면 두 가지를 한꺼번에 먹을 수 있대.

모유 수유 22일차
아빠 젖

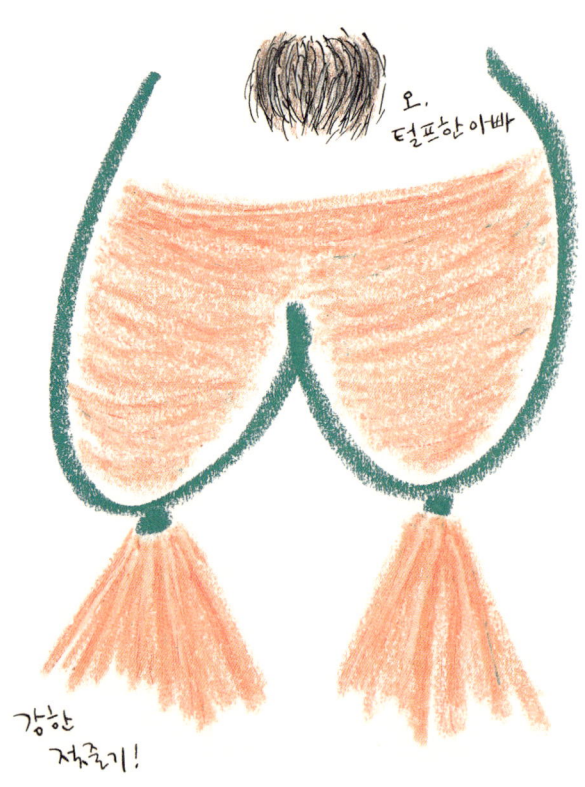

엄마가 열 달 동안
배 안에서 키우고 낳았으니
젖은 아빠한테 달리면
얼마나 좋을까?

아기와 아빠는
서로를 진하게 느낄 수 있고,
임신과 출산으로 애쓴 엄마는
좀 쉴 수 있을 테니 말이다.

아,
생각만 해도
숨통이 트인다.

모유 수유 24일차

신의 측량

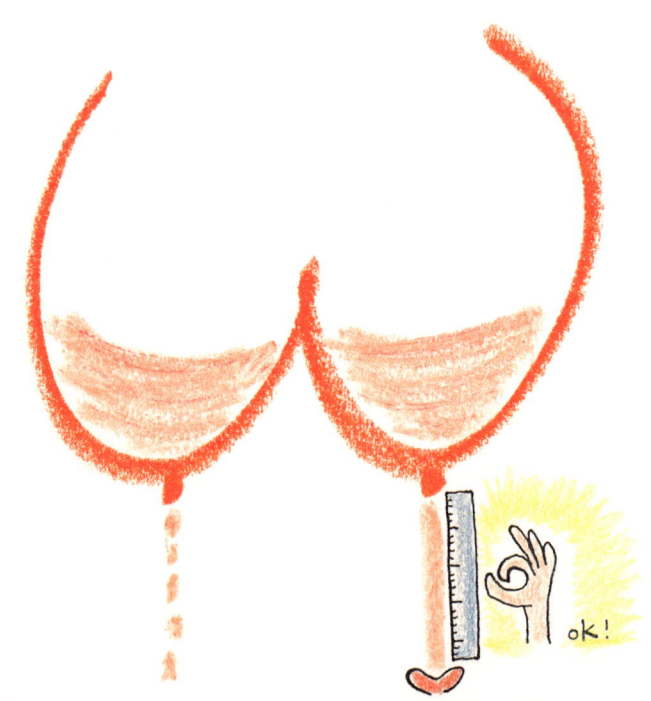

임신을 하고
젖이 점점 처지더라.

'왜 이러지?' 했는데
바다에게 젖을 줘보니
처진 젖이
바다가 먹기에
높이가 딱 맞다.

젖 주는 높이까지
미리 조절해 주는
오, 섬세한 신이시여!

나중에 수유하는 다른 엄마들 젖을 보고 알았지. 처진 젖이 젖을 먹이기에 좋다는 것은 순전히 나의 생각이었다는 것을. 다 맞춰서 잘 먹이더라고. 임신중에 젖이 처진 이유는 가슴이 커져서 무거워서 그랬던 거야.

임신중 가슴의 크기 변화는 개인차가 있다고 하니까 너무 신경 쓰지 않아도 될 것 같아.

모유 수유 25일차

덩치 값

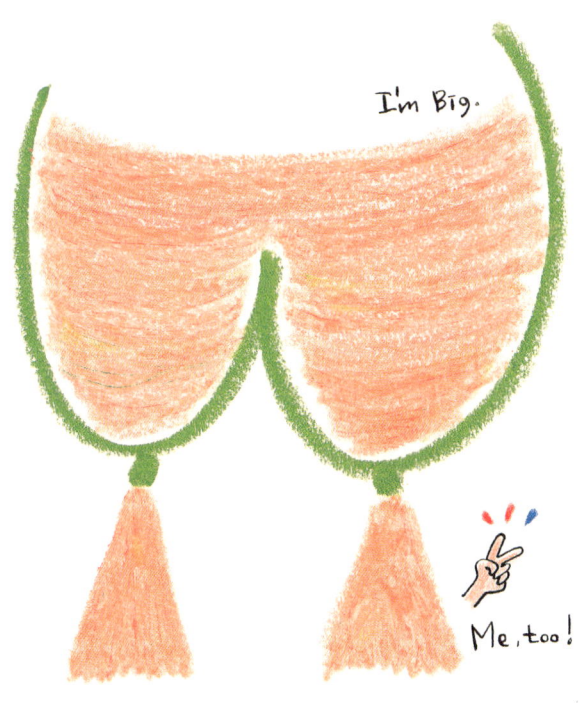

젖의 양은
젖의 크기에
비례하지 않는구나.

젖이 정말 작은 내 친구는
젖이 철철 넘치게 나오고,
젖이 정말 큰 우리 엄마는
젖이 잘 안 나왔단다.

덩치에 맞게
젖이 많이 나오는
나의 젖이
고맙다.

💚　책에도 나오더라. 가슴 크기와 젖의 양은 아무 상관이 없다고. 엄마의 몸이 건강하면 가슴 크기에 상관없이 젖이 잘 나온대. 물론 가슴이 작으면 젖을 저장할 수 있는 양이 적긴 하겠지만, 젖은 아기가 찾는 만큼 계속 생산되니 문제될 게 없대.❽

그러니 가슴의 크기는 걱정 말고 내 건강 관리에 신경을 쓰면 돼. 모유 수유에 대해서 미리 공부하면 더 좋고.

모유 수유 26일차

끓는 젖

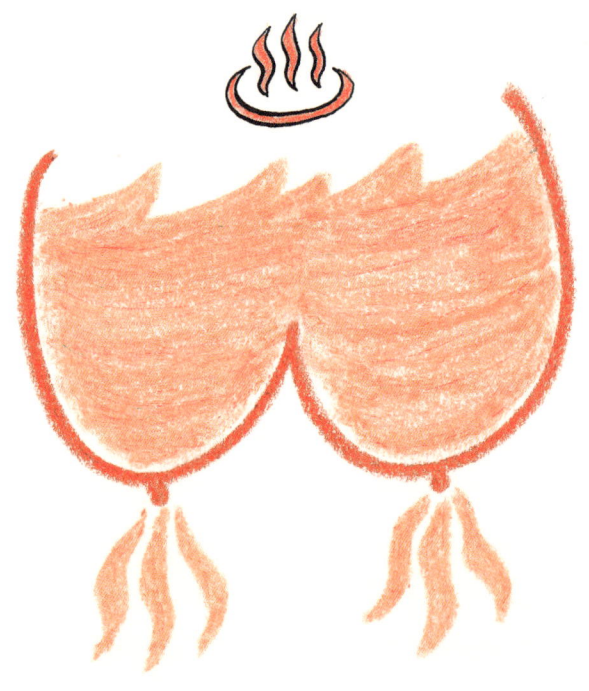

24시간 내내
지글지글 끓고 있는
뜨거운 나의 젖.

바다를 안다가
무심코
내 팔에 젖이 닿으면
뜨거워서 깜짝 놀란다.

여러 번 그랬는데도
적응이 안 되어서
계속 놀란다.

모유 수유 27일차
젖 땡땡이 무늬 바닥

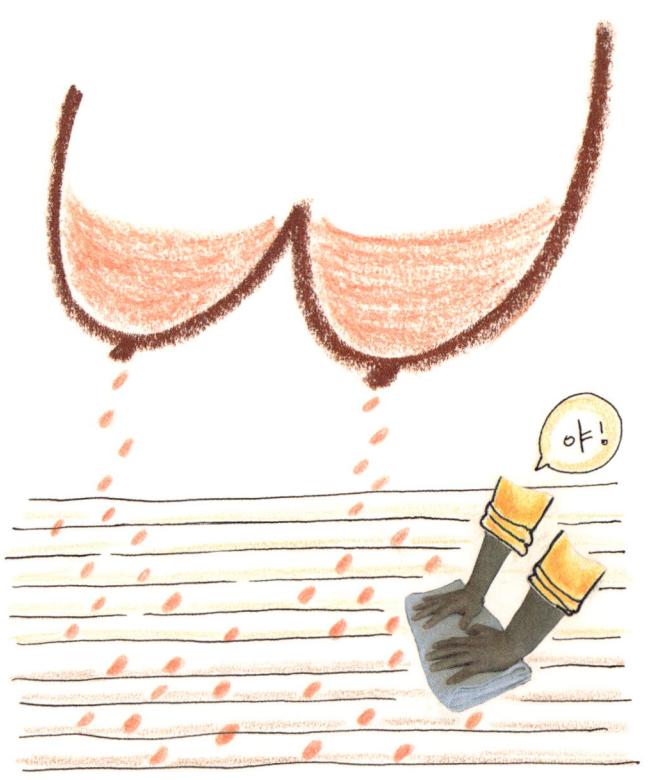

"바닥에 젖 흘리지 말아줘.

잘 안 닦여."

바닥을 걸레질하던 남편이 말했다.

알았다고 해놓고 계속 흘렸다.

나도 모르게 흐르고 있어서

막을 것을 찾다 보면

벌써 바닥에 후두둑.

젖 땡땡이 무늬 바닥이 되어간다.

수유 브라와 수유 패드를 하지 왜 젖을 흘리면서 다녔냐고? 이때까지도 젖 개방 시대가 이어지고 있었거든. 유두 상처가 회복이 잘 안 되어서 위에 뭘 덮을 수가 없었어. 그런데 늘 벗고 있으니까 수유를 하기는 참 편하더라.

그런데 바닥에 떨어진 젖 땡땡이는 오래 방치하면 세균이 번식하기 때문에 면역력이 약한 산모와 아기에게 안 좋아. 바로바로 깨끗이 닦고 말려야 해. 우리 집은 물티슈나 휴지로 한 번 닦고 약국에서 파는 소독용 알코올로 한 번 더 닦았어. 아직은 손목을 가급적이면 덜 쓰는 게 좋으니까 남편이나 주위 사람에게 부탁하는 방향으로!

모유 수유 28일차

바라봄의 시간

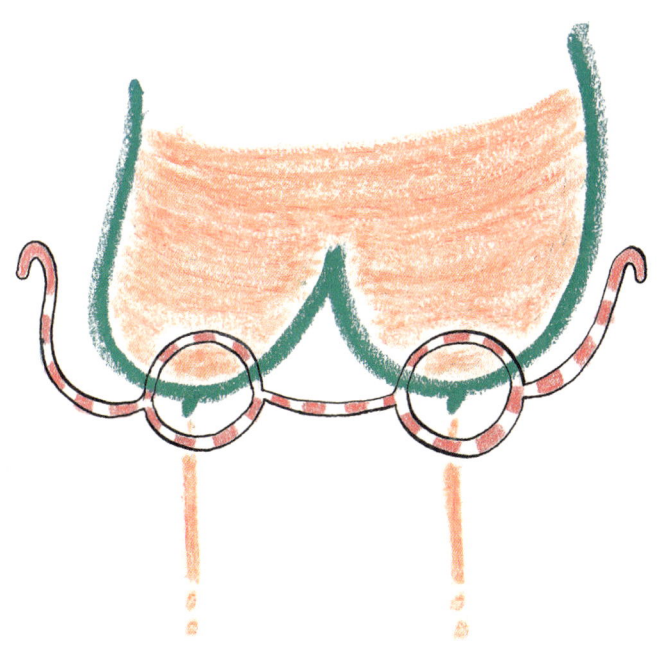

젖을 주는 시간 동안

바다를 찬찬히 들여다본다.

깨끗한 눈동자,

보들보들한 머리카락,

뽀얀 볼,

선명한 입술과

코 안에 코딱지,

주름진 목에 땀띠,

머리에 비듬이 보인다.

작은 거 하나하나

보살피게 되고 예뻐하게 된다.

젖만큼 소중한 바라봄의 시간.

모유 수유 29일차
빵 아닌데요……

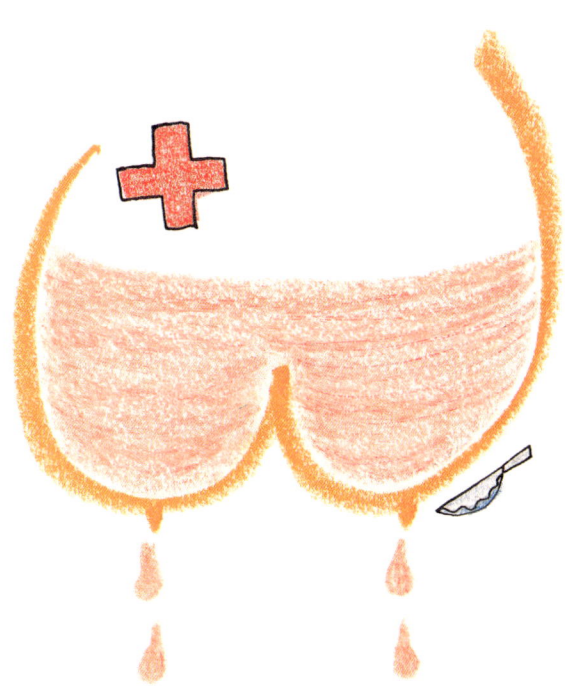

젖이 하도 아파서 책을 찾아보니
이스트에 감염이 된 것이었다.

병원에 전화해서 물어보니
"칼로 베어내는 것같이 아프세요?"
라고 물어보셨는데
정말 딱 그렇다.

빵으로 가야 할 이스트가
왜 내 젖한테 온 거지?

이게 좀 빵빵하긴 해도
빵은 아닌데요……

모유 수유가 좀 편해지나 했는데 이런 고통이 찾아왔어. 산책을 나가도 윗옷이 유두에 닿지 않게 잡고 걸었고, 걸으면서도 언제 나을까, 언제 편안해질까 하는 생각밖에 안 들었어. 집 안에서도 옷을 제대로 입을 수 없어서 보고 싶은 가족과 친구들도 초대할 수가 없었지. 얼마나 우울하고 슬펐는지 몰라. 상의를 다 벗고 있자니 어깨가 추워서 수유 티를 입고 지퍼를 열고 있거나 티셔츠에 동그라미 두 개를 오려내서 입고 있었어. 모습은 웃긴데 속사정은 하나도 안 웃기다고나 할까?

이스트 감염은 곰팡이의 일종인 칸디다균에 의해서 발생한다는데 젖이 차오를 때 통증이 심하고 젖을 먹이기 시작할 때도 엄청 아파. 칼로 쓱쓱 베어내는 것 같으면서 타 들어가는 것도 같고 욱신거리기도 하는데 통증의 강도가 너무 세서 일상 생활이 잘 안 되더라. 바다를 보고 웃을 여유도 없어지고 말이야.

칸디다균은 우리 몸에 항상 존재하는 균인데 몸의 균형이 깨졌을 때 비정상적으로 증식해서 감염을 일으킨대.❾ 나는 이때 유두에 상처가 있기도 했고, 밤중 수유로 잠을 잘 못 자는데다 낮잠도 안 자고 버틸 때가 많았어. 아마 그런 상황에서 몸에 균형이 깨지면서 칸디다균이 크게 증식을 했나봐.

몸도 아파서 힘들었지만 마음도 정말 힘들었어. 언제 나을지 몰라 불안하고 걱정됐거든. 한 달 정도 꼬박 고생하고 나니까 나아지더라. 내 몸이 안 아프니까 아기도 더 예뻐 보이고 남편도 더 고맙게 느껴졌어. 옷을 제대로 입을 수 있게 되어서 가족과 친구들도 만날 수 있으니 세상에 더 바랄 게 없더라고. 이렇게 또 하나의 산을 넘었지.

김연희의 수유 팁

이스트 감염은 수유중일 때부터 수유를 마친 뒤에도 찌르고 타는 듯한 통증이 있는 것이 특징입니다. 엄마는 연고와 먹는 약으로 2주 이상 치료해야 하며, 아기의 입도 함께 치료받아야 합니다. 많은 분들이 유방이나 아기 입에 문제가 생기면 수유를 중단해야 한다고 생각하는데요, 이때 그러지 않고 계속 모유 수유를 해도 상관없습니다. 다만 이스트 감염은 재발률이 높기 때문에 증상이 없어졌다고 해도 처방받은 약은 다 드시는 게 좋습니다.

모유 수유 30일차

리스닝 라디오

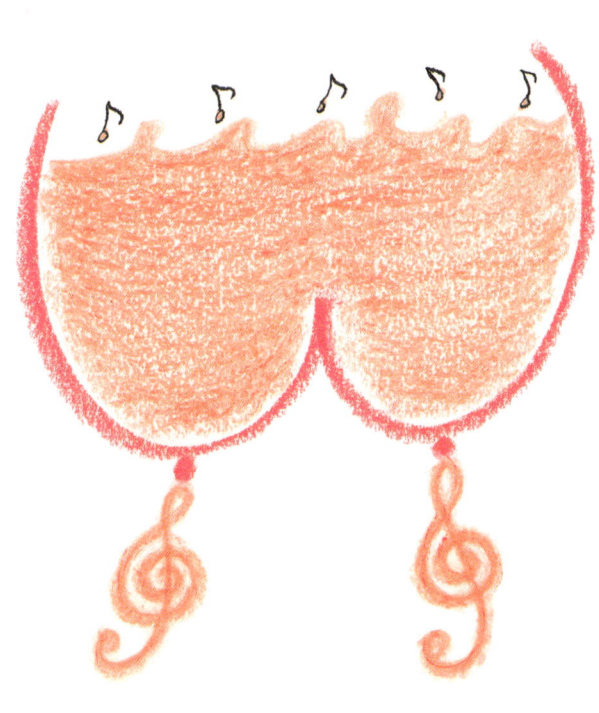

나는 젖을 물리는 것이
바다는 젖을 무는 것이
어느 정도 익숙해져서
한쪽 귀에 이어폰을 끼고
라디오를 들었다.

긴장했던 몸과 마음이
스르르 풀리면서
피식 웃음이 났다.
세상과 이어지는 편안한 기분!

혼자서 너무 애쓰고 있었구나.
긴장 풀고 흔들흔들
이렇게 젖을 줘도 되는구나.

이때 라디오에서 〈컬투쇼〉를 들었는데 사람들이 같이 얘기하고 웃는 게 되게 낯선 거야. 그때 알았어. 내가 너무 혼자 외롭게 애쓰고 있었다는 것을. 바다한테 젖 주느라 밖에 나가지도 못하고, 옷을 못 입으니 누굴 초대하지도 못해서, 혼자 윗도리를 벗은 채 고립 아닌 고립 상태로 지내고 있었던 거지. 〈컬투쇼〉가 알게 해줬어. 지금 나에게 웃음과 연결이 필요하다는 것을.

그날 이후로 바다랑 같이 라디오도 자주 듣고 음악도 많이 들었어. 텔레비전은 아무래도 눈과 귀와 모든 감각이 그리로 향하는 반면, 라디오는 들으면서 얼마든지 아기와 눈 맞춤도 가능하고 다른 일들도 할 수 있어 좋더라고. 음악은 내가 좋아하는 '스튜디오 지브리 작품집'을 많이 들었는데 그래서 그런지 바다는 지금도 그 곡들을 좋아해.

나는 태교할 때 음악을 많이 들었는데 '태교 음악'이라고 찾아보니 취향에 안 맞는 것도 많아서 평소에 내가 좋아하는 음악 중에 조금 느리고 단순하고 아름다운 멜로디와 가사가 있는 음악을 주로 들었어. 산책을 하면서도 배를 쓰다듬으면서 바다가 듣고 있다고 생각하고 동요를 많이 불러줬고. 뱃속에서 들은 노래를 기억하는 아기도 있다고 하더라고.

남편이랑도 같이 동요를 많이 불러줬는데 바다가 태어나자마자 내 배 위에 올려놓고 캥거루 케어를 할 때도 태교할 때 늘 불렀던 〈과수원

길〉을 남편이랑 같이 불러줬어. 얼마나 감동적이었는지 몰라.

아기랑 함께 즐거울 수 있는 시간을 많이 가져. 우선은 엄마가 즐겁고 편안한 것을 찾는 게 중요한 것 같아. 엄마가 편안하면 아기도 자연스럽게 편안해질 테니까.

김연희의 수유 팁

엄마가 피곤하거나 스트레스를 받을수록 유선염에 걸릴 확률이 높습니다. 수유하는 시간을 최대한 즐길 수 있는 자기만의 방법을 찾는 것은 매우 바람직합니다.

모유 수유 33일차
오동통

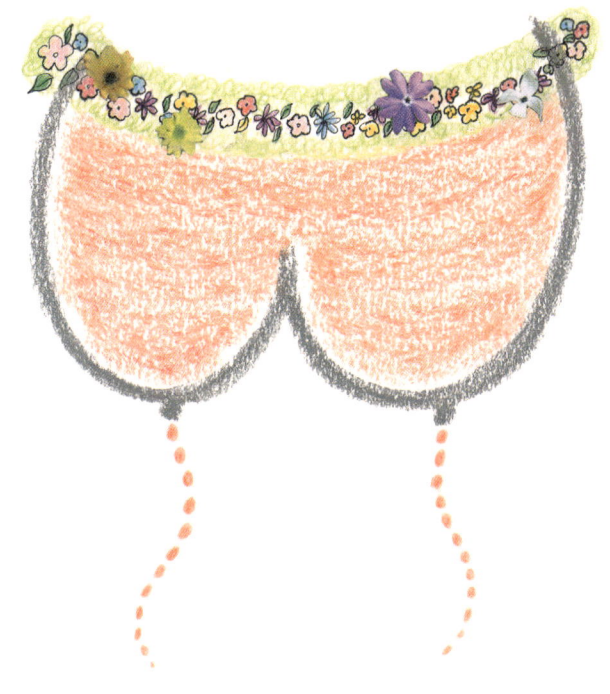

바다가 오동통하게 살이 올랐다.
내 젖을 먹고.
오직 내 젖만 먹고.

엄청나게 좋은 거구나, 이 젖이!

나에게,
아니 내 젖에게
꽃목걸이 백 개를 걸어줘도
칭찬이 모자라다.

이때의 뿌듯함은 정말 이루 말할 수 없이 컸어. 나 자신이 그리고 내 젖이 얼마나 자랑스럽게 느껴졌는지 몰라. 대지의 여신과 맞먹는 젖의 여신이 된 기분이었어.

온 몸으로, 온 마음으로 행복하더라.

김연희의 수유 팁

신생아의 일반적인 체중 증가는 다음과 같습니다.

출생 후부터,

3~4개월: 약 170g/ 1주일

4~6개월: 약 112~142g/ 1주일

6~12개월: 약 57~113g/ 1주일

다만 이것은 지역적·문화적·유전적 차이가 고려되지 않은 기준이며, 신생아의 일반적인 성장 곡선은 모유 수유를 하지 않는 대부분의 아기들을 중심으로 한 것이어서, 초반에는 모유 수유만 하는 아기들의 성장이 조금 더 느린 듯 보일 수 있습니다.

모유 수유 36일차
턱 빠지고 눈 빠지고

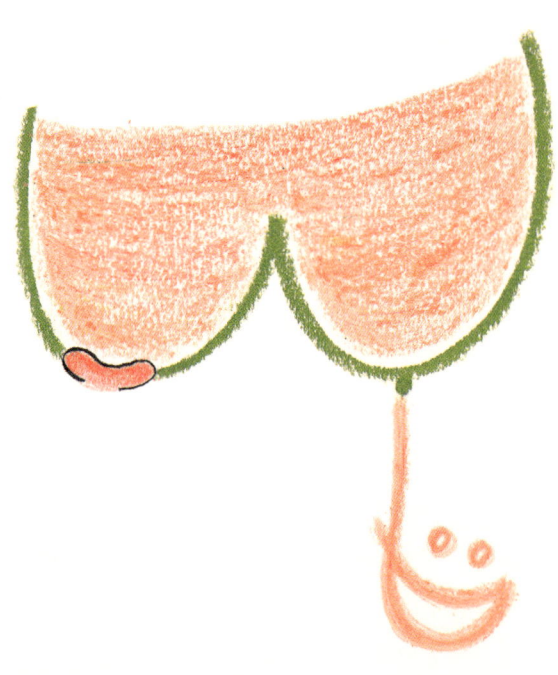

젖을 한 가득 물고
쪽쪽 빨고 있는 바다야,
턱 빠지겠다.

그 귀여운 모습을
한없이 바라보고 있는 나는
눈 빠지겠다.

모유 수유 38일차

바다야, 부탁해

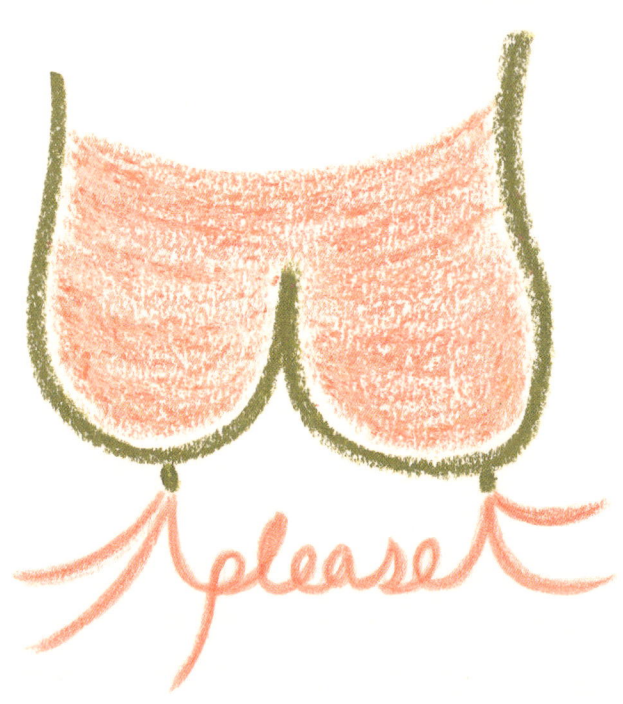

땅땅하게 꽉 찬 젖을
바다가 쭉쭉 빨면
젖이 홀쭉해지면서 시원~하다.

유축기가 짤 수 없는
깊고 깊은 곳의 젖을
바다는 쭉쭉 빨아낸다.

그래서 유축기보다 더 성능이 좋은
바다 입에 내 젖을 열심히 물린다.

바다야, 오늘도 부탁해.
남김없이 싹 비워줘.

김연희의 수유 팁

아기가 직접 자기 입으로 엄마 젖을 빠는 것이 가장 효과적입니다. 유축기나 다른 어떤 정교한 기구도 아기의 혀와 턱과 구개의 협응 능력을 따라갈 수 없습니다. 또한 수유 과정에서 아기와 감정적 반응을 나누고 유대를 형성하는 것이 엄마의 몸에서 옥시토신 호르몬을 촉진하는 데 가장 큰 역할을 합니다.

모유 수유 40일차

너의 밥, 나의 밥

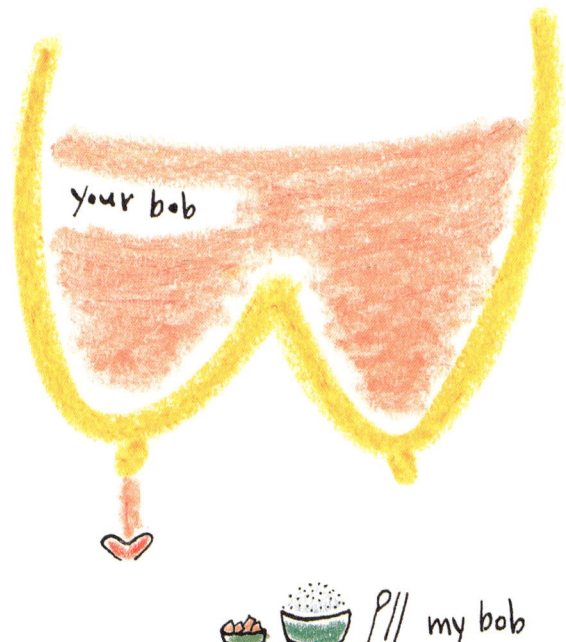

젖을 물리는 시간이 점점 길어진다.
바다가 하루하루 커가면서
먹는 양이 느는 것이다.

그래서 배가 많이 고플 때는
바다를 안은 채로 식탁 앞에 앉아
젖을 주면서 밥을 먹는다.

반찬 조각이나 국 국물이
바다 몸 위에 떨어지기도 하지만,
반찬은 주워 먹고
국물은 쓱 닦는다.

배고파서 신경질 내며
젖을 물리고 있는 것보다
훨~씬 행복하다.

모유 수유 43일차
젖 마약

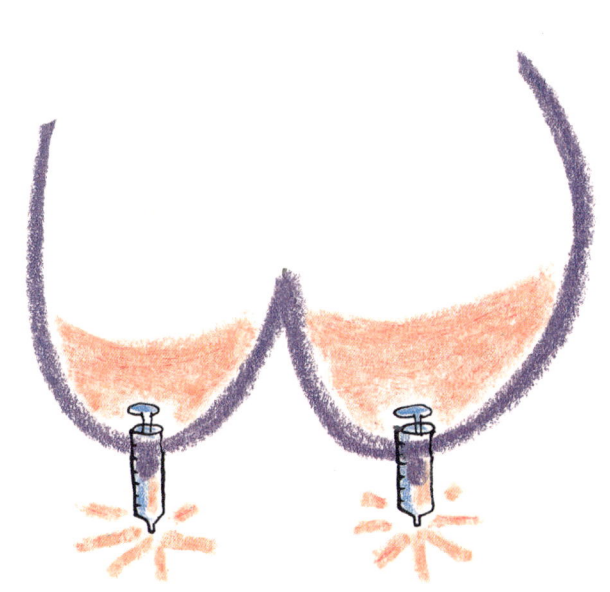

바다가 울면서
이리저리 입을 돌려
젖을 찾는다.

아빠가 안고 있을 때는
아빠 손바닥이나 목을 빨아보지만
젖이 나올 리가 없지.
또 운다.

바다는 내 젖을 먹고
배를 불리고, 잠들고,
울다가도 웃고 편안해한다.

마약 같은 힘이다.

모유 수유 46일차

젖 트림

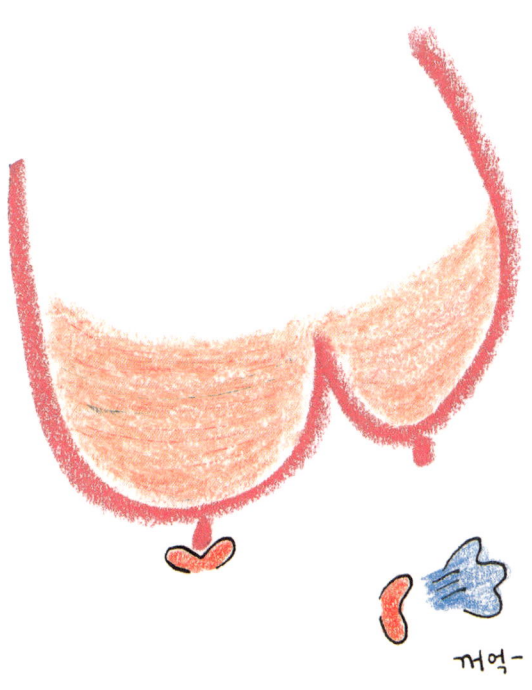

젖을 주고 나서 트림을 시키려고
바다 등을 아무리 두드리고 쓸어내려도
트림을 안 한다.

그래서 괜찮나 보다 하고 내려놓으면
방금 먹은 젖의 많은 양을 토해냈다.
여러 번 그러니
열심히 먹이고 먹은 젖을
또 토할까봐
벌벌 떨게 되었다.

젖을 주면서도
이따가 또 트림을 못 시키면 어쩌나
걱정을 하느라
바다 얼굴이 눈에 안 들어왔다.

그런데 신기하게도 아빠 품에서는
금방 트림을 "끄으억~" 해서
젖을 주고 나면
애타게 남편을 찾아

트림을 부탁했는데
고마우면서도 한편,
'나는 왜 안 될까?' 하는
열등감에 시달렸다.

시간이 지나 마음이 조금 편해져서
'결국 나오겠지' 하고
무심히 등을 툭툭 두드리니
내가 그토록 듣고 싶었던
시원한 트림 소리가 들렸다.

꿈에서도 다시 듣고 싶은
들어도 들어도 질리지 않는
기분 좋은 바다의 트림 소리.

트림 때문에 스트레스를 받을 거라고 상상이나 했겠어? 그런데 그때는 진짜 큰 고민이었어. 트림을 안 하면 힘들게 먹인 아까운 젖을 토해버리니까. 젖을 먹으면서 공기를 같이 삼키기 때문에 그렇다는데, 나처럼 젖의 양이 많아서 아기가 꿀떡꿀떡 삼키면서 빨리 먹으면 공기를 많이 먹을 수가 있고, 그럼 심하게 게워낼 수 있으니 중간에 한 번 트림을 시키고 나서 다시 먹이는 것도 좋다고 했어.

트림을 시키는 자세는 여러 가지가 있는데 엄마나 아빠가 해보고 가장 편한 자세를 하면 돼. 흔히 아기를 안아 올려서 어깨에 기대게 하고 등을 쓸어주거나 가볍게 톡톡 두드리는 방법을 쓰는데, 아기가 트림을 하면서 약간의 젖을 게워낼 수 있기 때문에 어깨 위에 손수건을 미리 깔아놓는 것이 좋아.

바다는 아빠가 이 자세로 트림을 많이 시켜주었는데, 바다를 안고 등을 살살 두드리며 거실을 걸어 다녔어. 노래도 불러주면서. 그러다 보면 "끄으억~" 시원한 트림 소리가 터져 나왔지.

그런데 그거 알아? 자다가 누워서 수유를 하면 트림을 시키지 않아도 게우지 않고 잘 자는 거? 먹다가 잠든 경우에는 공기를 삼키는 일이 드물어서 그렇대.

가끔 아무리 오랜 시간 트림을 시키려고 안고 있어도 안 하는 경우가 있는데, 그럴 때는 너무 힘들게 트림을 시키려고 하지 말고 내려놓는 게 좋아. 게울 것에 대비해서 아기의 얼굴을 옆으로 돌린 후에 아래에 손수건을 깔아놓고.

 육아를 하면서 마음을 편하고 느긋하게 먹는 게 쉽지 않지만 참 중요한 것 같아. 아기가 크면서 해결되는 일이 많거든. 아기가 혼자 앉을 수 있을 때인 4개월에서 6개월 정도부터는 스스로 트림을 할 수 있기 때문에 일부러 트림을 시키지 않아도 되는 것처럼 말이야.

김연희의 수유 팁

모유 수유하는 아기는 분유 수유하는 아기보다 공기를 적게 삼켜 트림이 필수 사항은 아닙니다. 다만 꿀꺽꿀꺽 소리가 날 정도로 공기를 많이 먹은 경우나 수유중 아기가 젖 빨기를 불편해하는 경우 트림을 시켜준 후 다시 수유하면 더 잘 먹습니다. 아기가 한 번에 많은 양의 젖을 빨았을 때 아기가 게울 수 있는데, 이때 엄마 무릎에 앉혀서 엄마의 몸에 살짝 기대고 다시 젖을 물려고 할 때까지 기다려도 됩니다.

모유 수유 50일차

젖 시식회

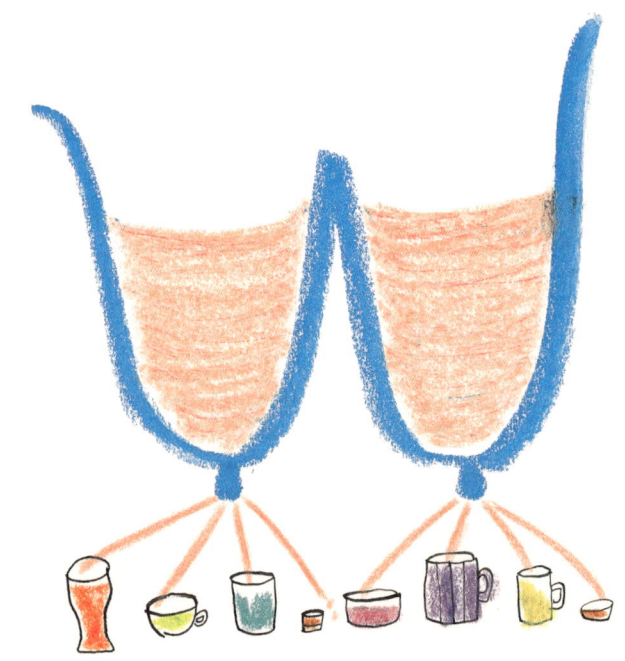

꿈을 꿨다.
아는 사람들을 불러서 짜놓은 젖을 먹이고 있었는데
그중 한 친구에게 "너도 먹을 거야?" 하고 물으니
"나 많이 먹어야 돼. 어렸을 때 젖 못 먹어서"라고 한다.
그래서 큰 맥주잔에 가득 따라주니 원샷을 했다.

우리 집 냉동실에
얼린 젖이 점점 쌓여가고 있어서
'버리기는 아깝고 누가 가져가서 먹이면 좋겠는데……'
하는 참에 꾼 꿈이다.

꿈을 꾼 지 며칠 뒤에
'모유 은행'을 알게 되었고
나는 마음껏 모유를 기증할 수 있게 되었다.

모유 수유 53일차
고젖가 시대

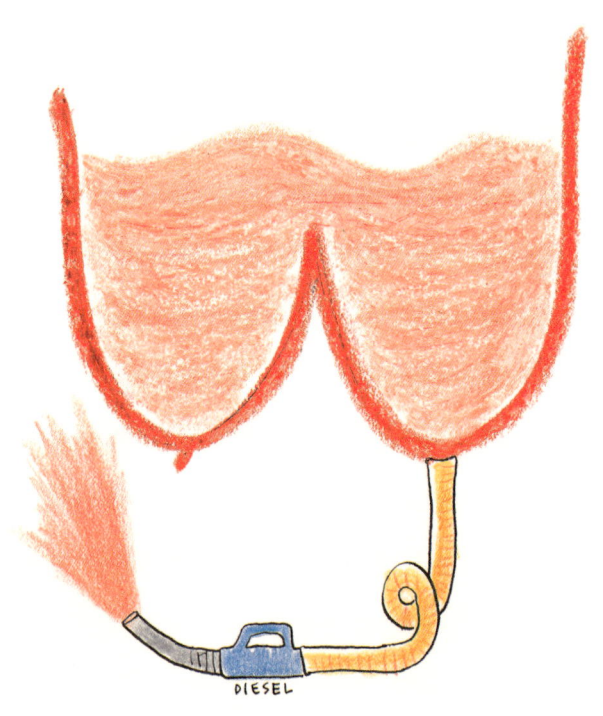

분유 값 안 들어서 좋겠다고?
모유 값이 훨씬 비싸다.

몸이 젖을 만드느라 힘을 많이 쓰는지
배가 자주 고파서 자주 먹는데
그 음식 값이 어마어마하기 때문이다.

고기, 과일, 채소, 떡……
다름 아닌 '젖 활동비'다.
그 음식들이 젖에 녹아나오니
'젖 재료비'라고도 할 수 있겠다.

그러니 "젖 값 많이 들겠네"라고 해야 맞다.

김연희의 수유 팁

일반 여성의 1일 권장 열량은 2,200kcal이며, 수유중인 엄마는 2,700kcal로 약 500kcal 정도 더 필요합니다. 임신과 수유를 시작하는 때는 건강한 먹거리에 대해 공부할 수 있는 좋은 기회입니다. 엄마 자신뿐만 아니라 앞으로 모유가 끝나고 일반 식사를 할 우리 아기를 위해서도 먹거리 공부를 해둔다면 평생 건강한 식습관을 가질 수 있습니다. 모유 수유는 1년이지만 올바른 먹거리 실행은 평생입니다. 엄마의 식습관이 아이의 평생 식습관을 좌우하게 됩니다.

모유 수유 54일차
허기

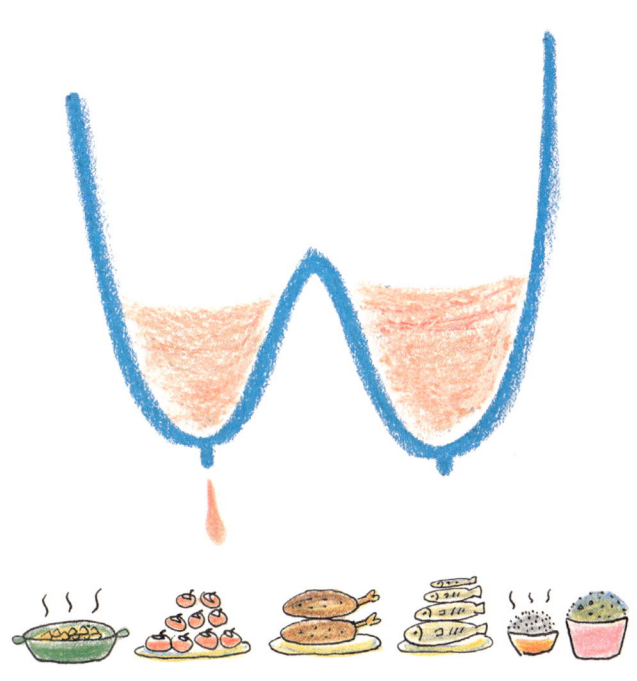

먹어도 먹어도 자꾸 허기가 진다.
이 허기를 달랠 만한
영양 있고 맛있는 음식이 먹고 싶어서
요즘 우리 집 요리사인 남편한테 말했다.

"엄마가 잘 먹어야 젖도 잘 나온다는데
이래서 젖 먹이겠어?"
그러자 남편이 날 빤히 쳐다보며 말했다.
"여보, 바다 얼굴 한번 볼래?"

헉!
핑계를 잘못 댔다.
포동포동한 우리 바다,
누가 봐도 못 먹은 얼굴이 아니다.

그냥 맛있는 거 좀 해달라고 할 걸.

모유 수유 57일차
밤에 바다가 울면

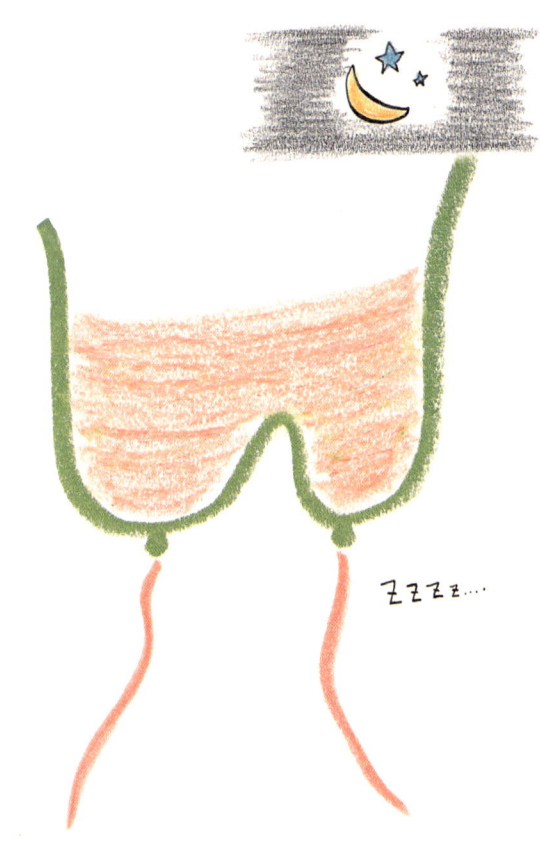

밤에 바다가 울면
겨우 눈을 뜨고 기어가서 젖을 물린다.

졸음은 쏟아지고 몸은 쑤시고 꼬이고 난리다.
낮의 힘듦과는 다른 밤의 고통이다.
두 달이 다 되어도 적응이 안 되고 힘들기만 하다.

어느 날은 깜빡 졸다가 깨어나 보니
바다도 나도 고개를 뒤로 젖히고
곯아떨어져 있었다.

그렇게 새벽을 보내고 맞는
몽롱한 아침에는
'어젯밤도 해냈구나.
자, 또 시작이다!' 하는 비장함이 있다.

이때까지도 앉아서 수유를 했기 때문에 이렇게 힘들었어. 몸은 피곤하고 여기저기 아픈데 젖은 먹여야겠고, 겨우 기어가서 바다를 안고 수유 의자에 앉아 자세를 잡고 젖을 먹이는데 괴로워서 미칠 것 같더라.

그러던 어느 날 나보다 몇 달 먼저 출산하고 수유중인 친구한테서 전화가 왔어. 누워서 젖을 먹이면 정말 편하다고. 그때는 꿈같은 얘기였지. 나는 지금 앉아서 먹이는 것도 잘 못해서 끙끙대는데 그 친구는 얼마나 능수능란하면 누워서 먹인다는 건가 했지. 아기 입 크게 벌리고, 젖꼭지 깊게 물리고, 바짝 안는 수유 공식만 생각하고 있었을 때……

그리고 2주 정도 지났나? 바다와 내가 호흡이 어느 정도 맞는다 싶어서 슬쩍 시도해 봤지. 누워서 젖 먹이기. 와우~! 모유 수유의 신세계가 펼쳐졌어. 바다가 울면 누운 자세로 젖을 먹이고 바로 잘 수 있는데 수유중에 눈을 감고 살짝 졸아도 돼. 아기 입에서 젖이 빠지는 일이 생겨도 젖을 아기 입 가까이만 가져가면 냄새를 맡고 찾아서 물더라고. 얼마나 편했는지 몰라. 이제 살았다 싶더라.

김연희의 수유 팁

아기와 함께 자면서 누운 채 수유하는 것은 밤중 수유를 편하게 하는 데 큰 도움이 됩니다. 모유가 오랜 시간 고여 있으면 유질이 떨어질 수 있음을 감안할 때, 밤중 수유는 엄마의 유방을 편안하게 하고 유질을 좋게 하는 장점도 있답니다. 모성애는 정말 강력해서 엄마는 자면서도 아기의 숨소리만 달라져도 곧잘 잠에서 깹니다. 같은 방에서 잠을 자면서 엄마와 아기가 완전히 잠을 깨지 않은 상태에서 수유를 한다면 수유를 마치고 바로 다시 깊은 잠을 잘 수 있습니다. 또 아기가 뒤척거린다고 바로 젖을 물리지 말고 손바닥으로 가볍게 토닥토닥 달래보세요. 그러면 아기가 바로 잠드는 경우도 많습니다.

하지만 아기가 정말로 배가 고파서 깬 거라면 굶기지 말고 젖을 물리세요. 아기마다 배고프다는 신호는 다른데요, 일반적으로는 수유한 지 4시간 이상 되었고 가볍게 토닥토닥해 주었는데도 아기가 눈을 말똥말똥하고 입을 쩍쩍 벌리며 뭔가를 찾는 모습을 보인다면 배가 고파서 깬 겁니다. 아기가 심하게 울 때까지 기다렸다 젖을 물리면 아기는 기분이 상해서 배만 살짝 채우고 다시 잠들었다가 곧 배가 꺼져 다시 모유를 찾게 됩니다. 그러면 전유와 후유 간의 균형이 깨지고 엄마의 숙면에도 방해가 됩니다.

그럼에도 불구하고 아기의 안전은 방심하면 안 됩니다. 엄마가 너무 피곤한 상태이거나, 술을 마셨거나, 항히스타민제 등 졸음을 유발하는 약을 먹었다면 아기와 조금 떨어져서 자는 것이 좋습니다. 너무 푹신한 침대도 아기에게 위험할 수 있으며, 침대 틈, 베개, 가드에 아기가 끼지 않도록 주의해 주세요.

모유 수유 60일차

젖 집중

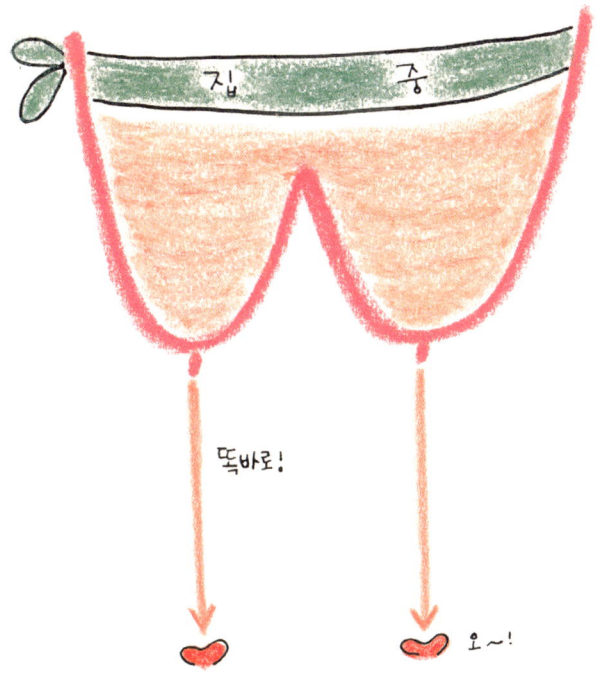

요즘 몇 번 젖을 물려놓고 드라마를 보느라
바다가 젖 먹는 것에 관심을 못 쓰고
얼렁뚱땅 수유를 마치곤 했다.

드라마는 재미있었지만
바다에게 미안하고 마음이 불편했다.

그러다가 음식을 만드는 사람의 마음 상태에 따라
음식의 기운이 달라진다는 말이 생각났다.

젖을 주는 데에도
정성이 필요하겠구나 싶어
앞으로 젖을 주면서는
드라마를 보지 않기로 했다.

귀로 듣는 것만 할 것이다.

김연희의 수유 팁

모유는 영양학적 측면에서도 아기에게 가장 좋은 음식이지만, 정서적으로 안정감을 주고 엄마와 애착 관계를 형성하는 데도 큰 역할을 합니다.

엄마만의 시간을 갖기 어려운 이 시기에 자칫 스트레스가 쌓이기 쉬운데요, 오히려 모유 수유하는 시간을 마음을 차분하게 가라앉히는 시간으로 적극적으로 삼을 수도 있습니다. 예를 들어 아기의 호흡을 지켜보며 그 호흡에 맞춰 엄마의 들숨과 날숨을 맞춰본다거나 아기의 눈동자를 들여다보며 지금 이 순간에 온전히 집중하는 연습을 해본다면, 육아로 지치고 힘든 심신을 이완하는 훌륭한 시간이 될 수도 있습니다.

모유 수유 67일차
짠 젖

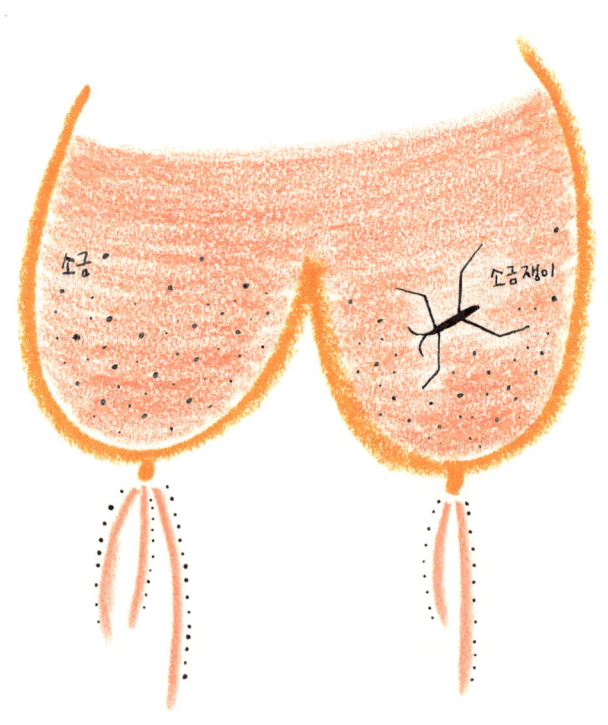

아침에 바다에게 젖을 물리면서 말했다.
"바다야, 오늘은 젖이 좀 짤 거야.
어제 반찬들이 짰거든.
요즘 아빠가 요리해."

옆에서 설거지를 하고 있던 남편이
내 말을 듣고 말했다.

"여보."
"응?"
"맨밥만 먹을래?"
"아니, 아니야~"

바다야, 들었지?
요즘 아빠 살림하느라 힘들다.

그냥 먹자.

남편의 도움이 절실한 시기야. 젖 먹이고 내 밥 먹고 아기 달래고 기저귀 갈고 집 청소에 빨래까지 어떻게 혼자 하겠어? 바다 아빠는 자기 사업을 하고 있었기 때문에 출퇴근 시간이 자유로워서 이때 나를 많이 도와줬는데, 젖 먹이는 것 빼고 다 한 것 같아.

시장 봐와서 반찬 만들고, 밥 하고, 아기 안아서 트림시키고, 기저귀 갈고, 바다는 천기저귀를 썼기 때문에 기저귀 삶아서 널고 말리고 접고, 집 청소에 다른 빨래에 아기 목욕까지 시키느라 밤에는 지쳐서 곯아떨어질 정도였어. 내가 수유하면서 책을 읽을 수 있게 테이블을 사다주고, 출산한 지 50일을 기념해서 꽃과 케이크를 사다주기도 했지. 정말 고마웠어.

남편이 이렇게 열심히 도와주고 응원해 줘도 힘이 부치고 피곤하더라. 하루에 7~8번 바다를 안고 젖을 먹이고 내 몸 움직여서 밥 먹고 씻고 아기 돌보고 짬이 나면 그림과 글 작업을 조금 했는데 몸이 예전 같지가 않아서 쉽게 지치더라고. 아기 젖 먹이는 것 외에는 최대한 쉬어야 하는 몸이라는 걸 스스로 알 수 있었어.

그런데 솔직히 남편이 하는 청소와 요리가 내 마음에 쏙 들지는 않았어. 청소할 때 뒷마무리를 좀 더 잘해주었으면, 좀 더 담백하고 심심하게 요리를 해주었으면 하고 바라는 점이 많았지만, 남편도 충분히 힘든 상황이라는 걸 알고 있었으니까 완벽할 수는 없다고 생각하고 꾹 참았지. 이야기 속에서처럼 돌려 말할 때는 가끔 있었지만.

육아 선배한테 들은 건데 남편이 기분 좋게 도울 수 있도록 하려면 전담 분야를 정해서 완전히 맡기라고 하더라. 예를 들어 나처럼 청소와 요리와 아기 목욕을 맡겼으면, 최대한 간섭하거나 통제하지 말고 칭찬하고 고마워하면서 응원해 주라는 거야. 그래야 더 기분 좋게 열심히 한다고. 정말 그런 것 같았어.

몸도 마음도 여유가 많지 않은 시기지만 남편과 팀워크를 잘 다지면서 으쌰으쌰 같이 힘을 내는 게 최선인 것 같아. 서로 칭찬도 해주고 응원도 해주고 아기에 대한 이런저런 이야기도 많이 나누면서 말이야.

김연희의 수유 팁

모유 수유 교육은 남편과 함께 듣기를 권합니다. 모유 수유는 엄마 아빠가 되기 전에는 전혀 알 수 없는 세계입니다. 엄마 혼자서 죽을힘을 다해 열심히 모유 수유를 하는데 아빠가 그 가치를 모르고 그만 고생하라고 분유를 사다준다면 어떨까요? 남편이 모유 수유의 가치와 아내의 노고를 안다면 아내에게 분유 대신 진심어린 격려와 지지를 할 것입니다.

모유 수유 75일차
'젖 주는 자'로서의 위생

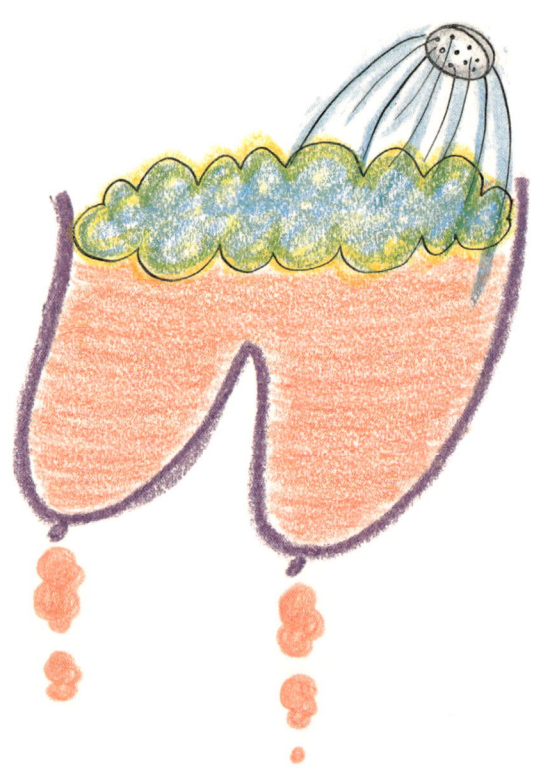

그저 지친다.
땀도 많이 나고 머리카락도 금방 기름이 돌지만
씻고 싶다는 생각이 안 든다.
씻는 거고 뭐고 다 귀찮다.

그래도 씻어야지 하는
마음을 일으키는 건 오로지
'젖 주는 자'로서의 위생을
관리해야 한다는 생각 때문이다.

'밥 주는 자'라면 손 씻고 손으로 차려주면 되지만
'젖 주는 자'는 품에 안고 살을 물려야 하니
몸을 씻어야 한다.
아……

내가 '젖 주는 자'가 아니었다면
지금쯤 어떤 모습이 되었을까?
상상하지 말자.

모유 수유 80일차
젖 수면제

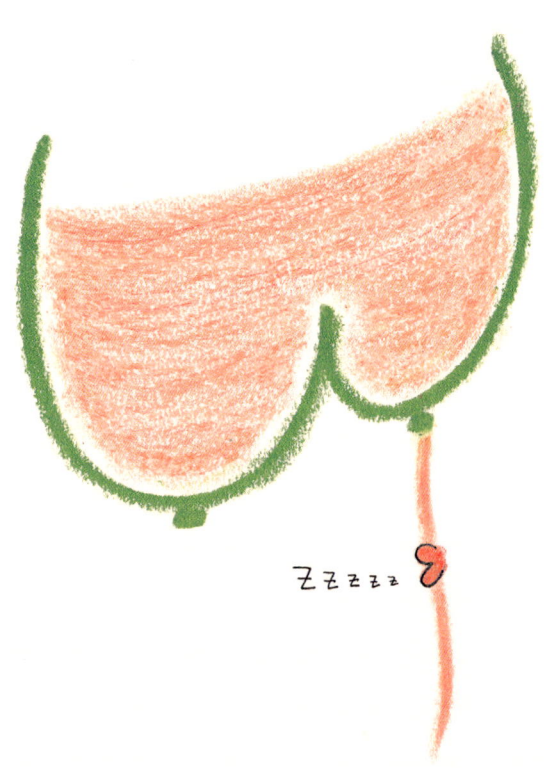

바다가 젖을 먹다가 자꾸만 잔다.
깨우면서 먹이느라
한 시간이 넘게 걸릴 때도 있다.

허리도 아프고, 등도 아프고,
화장실도 가고 싶고, 배도 고픈데,
바다는 내 속을 모르고 계속 눈을 감는다.

집중해서 보고 있다가 눈이 감긴다 싶으면
"바다야! 바다야~!" 이름을 부르고
노래와 휘파람은 물론
온 몸을 주무르며 깨워보지만
매번 눈꺼풀은 무심히 내려가 꾹 닫힌다.

누구냐?
내 젖에 자꾸 수면제 푸는 녀석이!

나는 이게 고민이었어. 젖을 빨리 먹이고 끝내야 나도 밥을 먹고 집안일도 좀 할 텐데 바다가 계속 자잖아. 깨우면 조금 빨다가 또 자고 그럼 또 깨우고.

나중에 알게 된 건데 젖을 빨기 시작한 지 채 5분도 안 되어 잠이 든다면 아기를 적극적으로 깨워서 다시 젖을 먹여야 된대. 적어도 10~15분은 기운차게 빨아야 제대로 젖을 먹은 것이라고. 그런데 젖을 충분히 먹은 상태에서 잔다면 그냥 두어도 된다고 하더라. 그때 바다는 20분 이상 먹고 잠이 들었으니까 배불리 먹은 상태였을 가능성이 커.

그런데 둘째 하늘이를 낳아서 모유 수유를 해보니까 하늘이는 젖을 먹다가 잠드는 일이 거의 없었어. 40분이 지나도 처음 눈빛 그대로 말똥말똥 하더라고. 신기했지.

그리고 둘이 같이 크는 걸 보니까, 바다는 상대적으로 잘 지쳐서 앉거나 누워서 자꾸 쉬려고 하는데 하늘이는 쌩쌩해. 타고난 체력이 아기 때부터 보이나 봐, 모유를 먹을 때부터. 바다가 하늘이보다 타고난 체력이 조금 부족해서 그랬던 거 같아. 편하게 재울 걸. 젖 다 먹고 지쳐서 자는 아기를 계속 깨운 거 같아서 미안해.

김연희의 수유 팁

모유 수유 교육은 주로 신생아 시기에 어떻게 수유해야 하는지에 집중되어 있어 그때가 지난 뒤에는 얼마나 먹여야 하는지 잘 모르는 경우가 많습니다. 생후 약 한 달만 지나도 아기의 빠는 힘이 좋아지고 엄마도 젖의 흐름이 좋아져 수유 시간이 짧아집니다. 그리고 이때 유방의 젖 생산이 안정화되면서 젖이 꽉 차는 느낌도 함께 줄어들어 자칫 젖 양이 부족하다고 착각하는 경우가 흔하답니다.

모유 수유 90일차
가슴 벅찬 젖 나눔

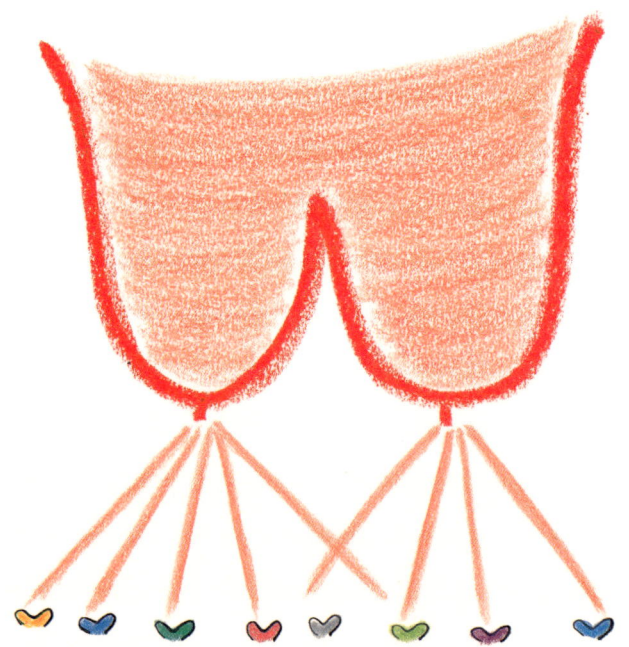

친구 덕에 알게 된 '모유 은행'.
젖이 남는 엄마들은 기증을 할 수 있고,
면역력이 떨어지는 미숙아나
분유 알레르기가 있는 아기들,
중환자실에 있는 신생아들처럼
젖이 필요한 아기들이
기증을 받을 수 있는 곳이다.

기증을 위해 젖 샘플을 보내고
바이러스 검사 결과를 기다렸는데
합격 통지가 왔다.

다음 순서로
6개월 이내에 한 피검사 결과지를 보내는데
에이즈 검사가 빠졌다고 해서
보건소에 가서 에이즈 검사를 하고
두 개의 결과지를 함께 보냈다.

돈을 받는 것도 아닌데 참 애쓴다고
친구가 그런다.

하지만 나는 아기들에게 젖이
생명과 같은 것이라는 걸 알기 때문에
내 남은 젖이 버려지지 않고
꼭 필요한 아기들에게 나눠지는 일에
애를 쓰지 않을 수가 없었다.

냉동실에 켜켜이 모아놓은 젖이
모유 은행에서 보내온 아이스박스에
수북이 담겨 보내질 때마다
어찌나 가슴이 벅차오르던지.
젖이 많이 나와서 불편하다는 소리가
쏙 들어갔다.

젖이 많은 덕분에 할 수 있는
이토록 고마운 경험이다.

내가 모유를 보낸 곳은 강동경희대학교병원 모자보건센터 모유 은행이야. 국내 대학 병원이 운영하는 유일한 모유 은행이래.

모유가 나오지 않거나 양이 부족해서 혹은 질환 때문에 모유를 먹이지 못하는 엄마들도 있고, 미숙아, 분유 알레르기 판정을 받은 신생아, 입양아여서 모유가 필요한 경우도 있어. 모유 은행은 기증자가 기증한 모유를 모아두었다가 이런 아기들에게 최소한의 비용을 받고 모유를 공급하는 곳이야. 다른 대학 병원 신생아 중환자실 등 전국 20여 개 병원에도 모유를 공급하고 있고.

그런데 이 글을 쓰고 있는 지금(2020년 7월)은 안타깝게도 기증되는 모유의 부족과 코로나 등의 이유로 개인적으로는 수혜를 받을 수 없는 상황이라고 하네. 모유 은행을 처음 설립했던 2006년에 비해서 공급량이 여섯 배 정도가 늘었는데도 신청 양이 워낙 많아서 안타까운 엄마들의 바람을 다 들어줄 수가 없는 상황이래. 모유 은행에서 일하는 간호사의 인터뷰를 신문 기사에서 봤는데, 아기가 걱정된다고 울면서 전화하는 초보 엄마들이 얼마나 많은지 모를 거라고 하더라고. 선진국에서는 모유 은행의 중요성이 인식되어서 점점 많아지고 있는데, 국내 모유 은행은 매년 적자를 감수하며 부족한 공급을 하고 있는 상황이라니 모유 은행에 대한 정부 지원과 사회적 관심이 절실해.

그래도 여전히 모유 기증은 받고 있으니 유축해 놓은 젖이 많고 나누고 싶은 마음이 있다면 망설이지 말고 연락해 봐. 메일로 기증자 이름과 연락처를 보내면 모유 은행에서 연락이 올 거야.

(강동경희대병원 모자보건센터 모유 은행 홈페이지 http://www.khnmc.or.kr/milkbank, 전화 02-440-7731, 이메일 sms0214@khnmc.or.kr)

김연희의 수유 팁

미숙아는 정상 신생아보다도 면역 체계와 소화 능력 등 기본적인 방어기전이 취약합니다. 그런데 모유는 분유보다 소화도 더 잘되고 단백질이 더 완벽하게 분해되어 흡수가 잘됩니다. 또한 모유에는 항체가 있어 감염을 막아주는 효과도 있습니다. 이 밖에 아이큐가 분유 수유 아기보다 평균 8.3 정도 높다는 연구 결과도 있고요. 그런 점에서 모유 은행을 통해 미숙아나 여타 젖을 물릴 수 없는 아기에게 모유를 공급해 줄 수 있다면 이들에게 얼마나 큰 도움이 될까요?

모유 수유 100일차
젖을 부여잡고

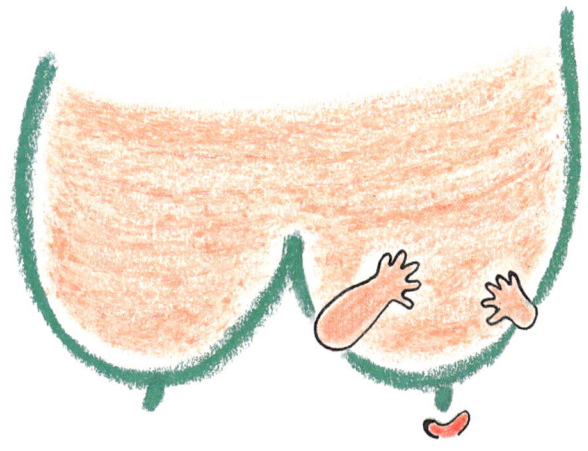

요즘 손으로 뭐든 잡으려고 하는 바다는
젖을 두 손으로 부여잡고 먹는다.

입도 제대로 못 갖다 대던 아기가
자기 밥통을 스스로 잡고 먹는 것이다.

기적의 현장이다.

김연희의 수유 팁

100일의 기적! 생후 100일쯤 되면 아기는 옹알이를 시작하고, 방긋방긋 웃기도 하며, 비록 혼자서 움직일 수는 없지만 호기심이 많아 주위에 관심을 많이 보이기 시작합니다. 이 시기에 모유 수유 상담하러 오는 엄마들이 많은데요, 그 이유는 아기가 젖을 먹는 데 집중하기보다는 두리번대며 젖을 잘 빨려고 들지 않는다는 겁니다. 이런 때에는 아기의 흥미를 끄는 것들이 많은 거실보다 조용하고 안락한 방에서 최대한 자극거리를 줄여 젖을 먹는 일에만 집중할 수 있도록 해주면 좋습니다.

모유 수유 110일차
한 대야의 젖

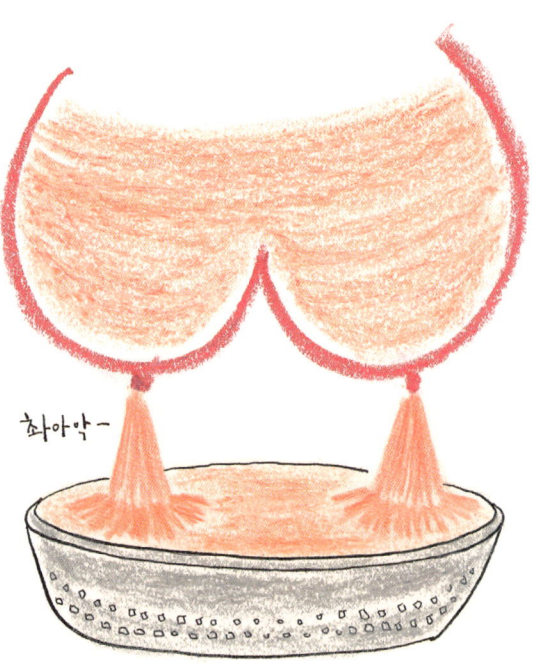

친구 결혼식이 있어서

서울에 가야 하는데

먹이고 돌아서면 다시 차오르기 시작하는

나의 혈기왕성한 젖을 어떻게 할지 고민하다가

수동 유축기를 구입해서

유축을 하면서 다니겠다는 계획을 세웠다.

서울에 도착해 점심때까지는

짬짬이 유축을 하다가

오후가 되자 나는 모든 것을 잊고

친구들과 신나게 수다를 떨며 놀았다.

젖이 무겁게 차서

찌릿찌릿 아파올 때쯤

집으로 가는 기차를 타기 위해

서울역으로 향했고

밤 11시쯤 집에 와서야

나의 젖과 대면을 했는데

옴마야!

아홉 시간 동안 차오른 젖은
무기로 써도 될 만큼
거대하고 딱딱한
바위가 되어 있었다.

분명히 보통 양이 아니다 싶어
큰 대야를 가져다놓고
유축을 하기 시작했는데
짜도 짜도 끝이 없었다.

30분이 넘도록 짜낸 젖이
큰 대야를 가득 채우며
뽀얗게 찰랑거렸고,
그때서야 내 젖은
말랑말랑한 엄마 젖의 면모를 되찾았다.

♥ 놀면서도 아프게 차오르는 젖이 얼마나 신경 쓰이고 불편했는지 몰라. 신이 참 대단하지 않아? 엄마와 아기가 떨어질 수 없게 만들어놓았잖아. 아기에게 젖을 제때 먹이지 않으면 이렇게 불편하도록 말이야. 차라리 아기를 데리고 다니면서 수유를 하고, 재우면서 노는 게 낫겠다 싶었어. 그게 아기에게나 엄마에게 더 자연스럽고 편안한 방법 같아서.

이 날 이후로 바다가 젖을 먹는 동안에는 수유를 거르면서 외출을 한 적은 없어. 가끔 장거리로 외출할 때는 주로 남편을 동반해서 바다와 함께 갔고. 나만의 시간이 절실할 때는 수유를 끝내자마자 남편에게 맡기고 세 시간 정도 외출을 하고 돌아와서 다시 수유를 했어. 주로 자전거를 타고 목욕탕에 가서 냉온욕을 하고 왔는데 그 시간이 그렇게 좋더라.

목욕하러 가다가 갑자기 서글프고 힘든 마음이 올라오면 길가에 자전거를 세워놓고 울기도 했어. 나의 삶이라는 것이 온종일 집 안에서 바다에게 젖 주고, 바다 돌보고, 내 밥 챙겨 먹고, 자는 것이 전부라는 게 너무 답답하고 힘들었거든. 만나서 이야기를 나눌 친구도 없고, 새롭고 재미있는 일도 없고, 그저 지치고 피곤한 하루하루를 견뎌내고 있다고 생각하면 숨이 탁 막혔어. 언제까지 그렇게 해야 되는지도 모르니까 끝이 없는 어두운 터널 속을 헉헉거리며 계속 기어가고 있는 기분이더라고.

　매일 커가는 바다가 예쁘고 내가 바다에게 젖을 잘 먹이고 잘 돌보는 것에 대한 보람이 분명히 있었지만, 나 개인의 삶은 엄마로서의 삶과는 별개더라. 엄마의 역할을 그렇게 충실히 하고 있었음에도 내 개인의 삶은 엄청나게 흔들리고 있었거든. 그래서 내 삶을 붙들어보려고, 행복하려고 그림을 그리고 글을 쓰고 책을 몇 글자라도 보려고 했던 거야.

　혼자만의 시간이 중요한 것 같아. 특히 이렇게 나 자신보다 타인을 위한 시간을 더 많이 써야 하는 때라면 조금이라도 온전히 나 자신에게 집중할 필요가 있다고 생각해. 어떤 것을 해야 한다는 긴장감과 의무감에서 벗어나 지금 내가 원하는 것이 뭔지, 나에게 필요한 것이 뭔지 나 자신에게 묻고 대답을 듣는 거지. 그리고 그걸 해줄 계획을 세우고 말이야.

　짬을 내어 혼자 집이라는 공간을 벗어나 여유를 누리는 시간을 종종, 이왕이면 정기적으로 가지라고 권하고 싶어. 그러면 숨통이 좀 트일 거야.

김연희의 수유 팁

초기 몇 달은 내 의도와 다르게 젖이 나오기도 합니다. 특히 아기 생각을 하거나, 아기가 우는 소리를 들었거나, 심지어 아기 사진만 봐도 젖이 나와서 샐 수 있습니다.

다음은 외출시 이런 경우에 취할 수 있는 몇 가지 방법입니다.

1. 수유 패드 사용하기
2. 유두를 직접 손으로 압박하기
3. 무늬가 있는 윗도리를 입어 모유가 묻었을 때 표시가 덜 나게 하거나, 그 위에 걸칠 수 있는 여분의 옷 챙기기
4. 젖을 손으로 짜내서 압력을 낮추기(이때에는 젖을 다 짜지 말고 가슴이 편안해질 정도만 짜주세요. 나온다고 계속 짜면 모유가 계속 만들어집니다.)

모유 수유 120일차

사람이 젖으로만 사나요?

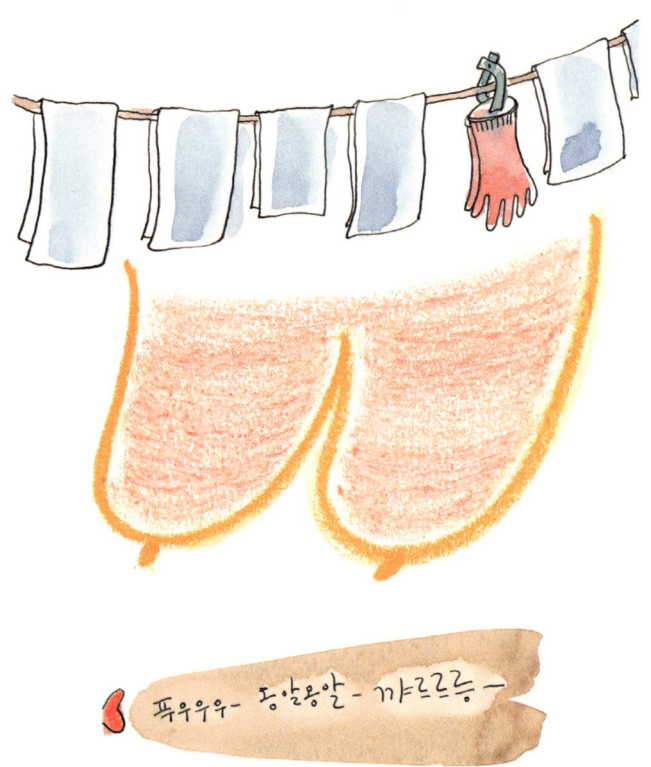

생후 2개월 정도부터 한 시간씩 젖을 먹던 바다가
딱 백 일 다음날부터 젖 먹는 시간이 반으로 줄었다.

예전에는 젖 주기 전에 화장실 다녀오고
간식 준비해서 옆에 두고
짬이 나면 읽을 책까지 갖다놓고 젖을 줬는데,
지금은 "배고파? 자, 먹자!" 하고
별 준비 없이 바로 앉아서 젖을 내어준다.

덕분에 여유 시간이 생겨서
나는 젖 주는 일 말고도 이런저런 집안일을 하고,
바다는 젖 먹는 일 말고도
버둥거리면서 웃고 울고 소리 지르고 옹알이를 하며
자기만의 시간을 보낸다.

젖 주고 젖 먹는 일만으로
하루를 채우던 우리의 원시 시대가
이렇게 지나가나 보다.

김연희의 수유 팁

이 시기에는 수유 간격은 길어지고 아기가 젖을 먹는 시간은 짧아집니다. 이때 엄마도 더 편안하려면 한 번에 많은 양을 먹도록 격려하여 수유 간격이 자연스럽게 길어지도록 합니다. 주의해야 할 점은 갑자기 수유 간격이 길어지면 모유가 유방에 고여 유선염이나 유관이 막히는 트러블이 생길 수 있다는 것입니다. 따라서 아무리 길어도 수유 간격이 4시간을 넘어가지는 않도록 합니다. 이 시기에 알맞은 수유 횟수는 하루에 4~7회입니다.

모유 수유 130일차
젖 시네마

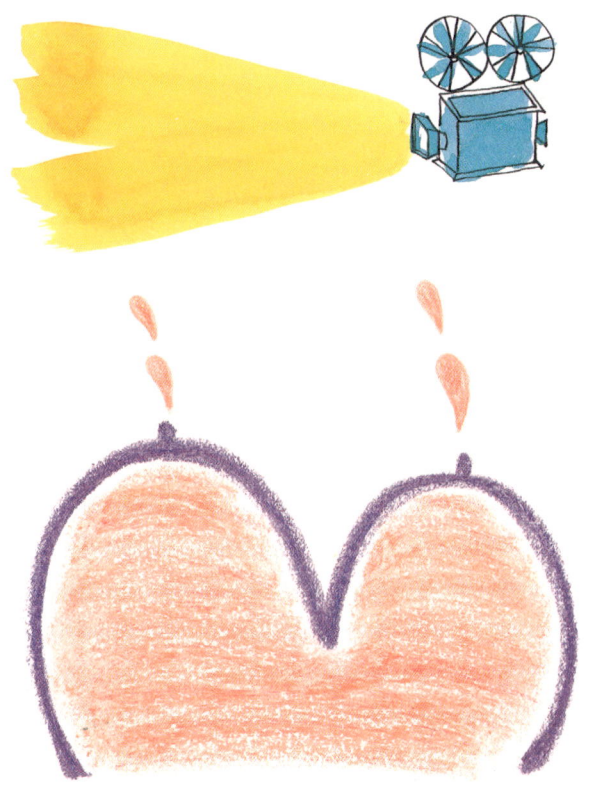

친구와 영화를 보기로 했는데

준비가 늦어진 바람에

불은 젖을 못 짜고 수동 유축기를 들고 집을 나섰다.

점점 가슴 통증이 심해지는 것을 참으며

'어디서 짜지? 어떡하지?' 하고

유축할 만한 장소를 찾았지만

수유실은 보이지 않고 사람들이 많은 화장실에서

유축을 할 수는 없어서 고민하다가

할 수 없이 유축과 영화 관람을 동시에 하기로 결정했다.

다행히도 그곳은 사람이 많지 않은

예술 영화관이었는데 그중에서도 가장 사람이 없는

맨 앞자리에 자리를 잡고 앉아 불이 꺼지길 기다렸다.

불이 꺼지자 영화와 함께 유축이 시작되었다.

유축기를 옷 안에 넣어

통증이 사라질 만큼만 유축을 했는데,

잠깐이었지만
최대한 소리가 안 나도록
조심스럽게 유축을 하느라
온 몸에 진땀이 흘렀다.

영화는 예술 영화답게 신선하고 재미있었으나
다시는 유축과 함께 영화를 보고 싶지 않다,
다시는.

그래서 생각한 건데
'모유 수유 엄마 전용관'이 있다면 어떨까?

오늘 밤에는 모유 수유를 하는 엄마들과
'모유 수유 엄마 전용관'에 모여
자유롭게 젖을 주고 유축을 하면서
영화를 즐기는 꿈이라도 꾸고 싶다.

고백하지만 정말 악몽 같은 시간이었어. 가슴 통증이 점점 심해지는 것도 힘들었지만, 유축을 할 만한 장소를 찾아 헤매는 것도 참 싫더라. 결국 영화관에서 조심스럽게 유축을 하고 유축한 모유를 화장실 세면대에 버리면서 죄책감과 수치심이 느껴졌어. 그럴 필요가 없는데 말이야.

그런데 놀라운 이야기 하나 해줄까? 모유 수유에 관한 책을 보다가 알게 된 건데, 조선 시대에는 "장남을 낳은 여성은 젖가슴을 노출한다"는 관습이 있었대. 이 관습은 1950년대까지 이어졌고. 책에는 엄마들이 저고리 밑으로 젖가슴을 내놓고 있는 흑백 사진들이 실려 있었어.❿

아들을 낳은 엄마들만 누리는 특권이었다는 것이 아쉽지만, 어쨌든 이렇게 당당하고 자유롭게 모유 수유를 할 수 있는 사회 환경이었다는 것이 부럽더라. 모유 수유는 아기가 어릴수록 절대적으로 필요하고 엄마에게도 여러 가지로 좋고 가장 자연스러운 건데, 우리나라의 모유 수유를 하는 엄마들 숫자는 과거보다 오히려 줄어들고 있어.

왜일까? 내 생각에 가장 큰 원인은 정부의 관심과 지원 그리고 교육이 부족하기 때문인 것 같아.

모유 수유는 개인의 의지도 중요하지만 가족과 사회와 정부의 도움이 절대적으로 필요해. 스웨덴 같은 나라는 남편도 최대 60일 동안은 장기 출산 휴가를 받을 수 있고, 엄마들이 수유중 어려움을 겪을 때 24시간 언제든지 상담을 받을 수 있는 '핫라인 시스템'이 갖춰져 있대.⓫ 우리나라도 워킹맘이 많아졌으니 직장에서 모유 수유를 지원하는 시스템이나 사회적으로 돌봄을 받을 수 있는 시스템이 있으면 좋겠어. 그리고 모유 수유의 장점을 적극적으로 알려주는 교육이 필요해. 모유가 얼마나 좋은지 구체적으로 알면 모유 수유를 선택하는 엄마들이 조금이라도 더 많아지지 않을까? 출산율도 낮은데 그 아기들 모유 먹여서 몸도 정신도 건강하게 키우려면 이런 정부의 관심과 지원과 교육이 꼭 필요하다고 생각해.

모유 수유 136일차
스스로 짜 먹는

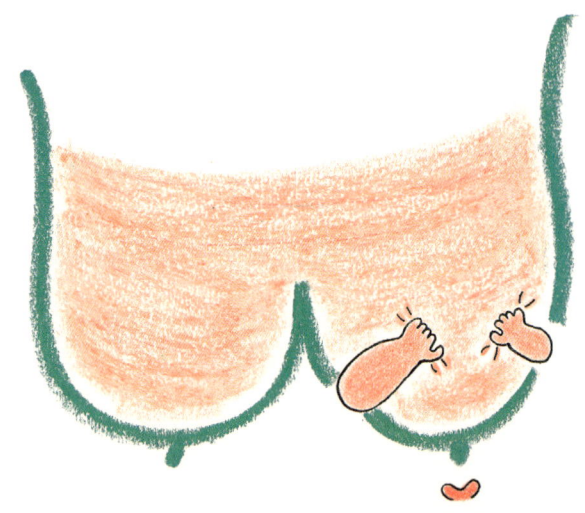

손을 젖 위에 턱하니 올려놓고 먹는 것도 신기했는데
손으로 잡는 힘이 생기면서 이제는 젖을 짜면서 먹는다.

사실 아직 손이 작으니 짠다기보다
조물조물 만지며 먹는 건데
그 모습이 정말 귀엽다.

이 손이 더 커지면 정말 두 손으로 마구마구 짜가며,
안 나오면 흔들어가며 먹을 거라고 기대해도 될까?

난 좀 쉬고 말이다.

모유 수유 140일차

젖 맛, 손 맛

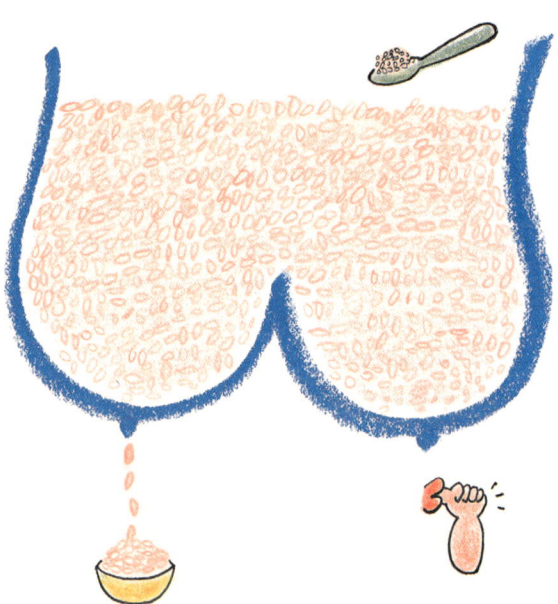

엄지손가락 빨기를 좋아하는 바다는 요즘,
젖을 먹다가 젖 먹고 있는 입에
손가락을 집어넣어 같이 빨려고 한다.

그래서 내가 "에이, 손가락은 디저트로 먹어~"
하고 손가락을 빼내면,
알겠다는 듯 조용히 젖을 빨다가
어느 순간 젖 반대 방향으로 고개를 휙 돌려
손가락을 쪽쪽 빤다.

배는 젖으로 채우지만
즐거움은 손가락으로 채우겠다는 듯이.

모유 수유 157일차
푸우우우~~

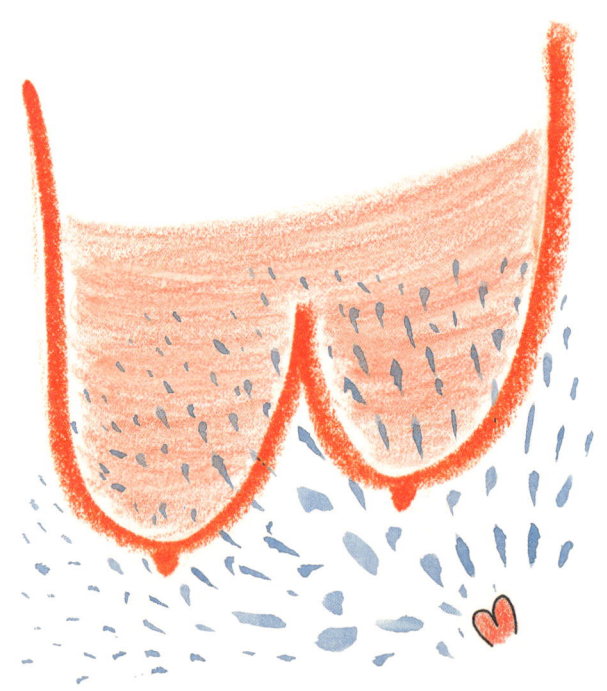

입으로 푸우~ 하고 침을 뱉는 것을
하루 종일 하던 바다가
어느 날부터 젖을 먹고 배가 부르면
젖에 대고 푸우~ 침을 뿌린다.

네 밥통에 침 뱉는 거라고
말해줬는데도 자꾸 그런다.

식사 예절이 엉망이어서
어쩌나 하고 있는데,
애 둘을 다 키워놓은 언니가
와서 보더니 그런다.

아기가 이렇게 젖을 먹다가 침을 뿌리면
다음날 비가 온다는 말이 있다고.

미심쩍긴 하지만
어쨌든 오해해서 미안합니다.
날씨 예보중이었는데.

모유 수유 160일차

엄마 팔을 쓰담쓰담

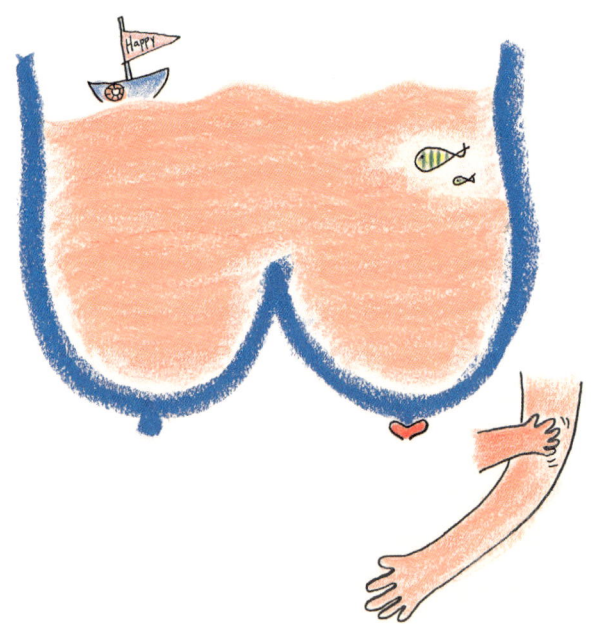

4개월 때는
젖에 손을 올려놓았고,
5개월 초에는
조물조물 젖을 만지더니,
5개월 중반인 지금은
젖 옆에 있는 내 팔을
쓰다듬으며 젖을 먹는다.

나는 똑같이 앉아 젖을 주는데
젖을 먹는 내 아기는
하루가 다르게 변하고 있다.

이렇게 신기하고도 신비롭게
사람이 커가는구나.
이걸 지켜볼 수 있는 내가
참 복이 많다.

모유 수유 170일차
애착 관계는 선물로

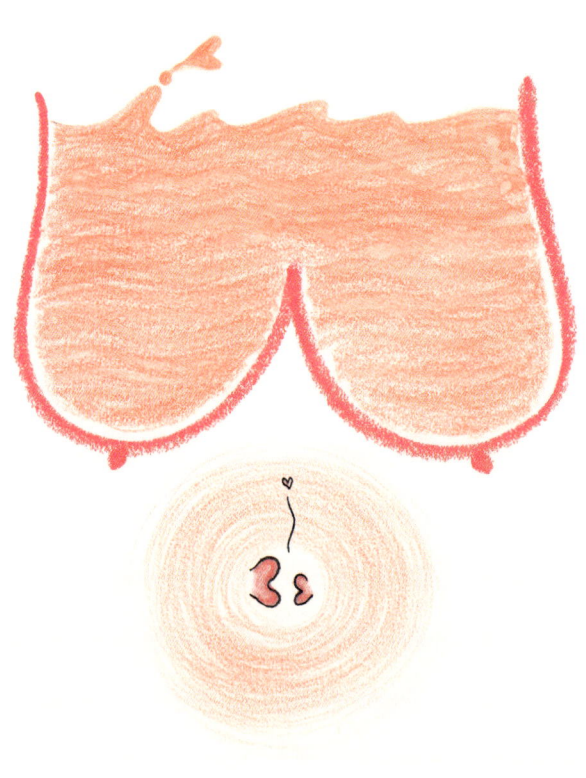

수시로 안아서 젖을 주고
젖을 주면서도 여기저기 쓰다듬고
젖을 주고 나면 트림시키느라 또 안고 있다.

배가 고픈가 싶어 수유 쿠션에 눕히고,
젖을 물렸는데 안 먹으면 그 자세 그대로
얼굴을 맞대고 놀기도 한다.

젖을 주기 때문에 자연스럽게
몸을 부빌 일이 많으니
애쓰지 않아도 저절로 애착이 된다.

이렇게 만들어지는 진한 애착 관계는
젖 주는 노고에 따라오는
큰 선물인가 보다.

김연희의 수유 팁

젖을 먹으면서 아기는 자연스럽게 엄마와 밀착하게 되고, 그러면서 지난 열 달 동안 엄마 뱃속에서 들었던 엄마의 심장 소리를 들으면서 안정감을 느낄 수 있습니다. 그리고 잦은 피부 접촉으로 인해 두뇌 발달에도 도움을 줄 수 있습니다.

흔히 피부를 제2의 뇌라고 표현하지요? 아기가 태어나 첫 돌이 될 때까지 뇌의 부피는 거의 3배로 커지고, 무게도 어른 뇌의 75%에 달하게 되는데요, 이 시기의 잦은 피부 접촉은 그래서 더욱 중요할 수 있습니다. 또한 피부 접촉은 아기의 옥시토신을 활발히 분비시켜 안정감과 통증 완화에도 도움을 준다고 해요.

무엇보다 모유 수유를 함으로써 엄마는 아기의 감정 변화에 가장 빠르고 민첩하게 반응할 수 있습니다. 이런 과정을 통해 아기는 자신이 필요로 할 때 엄마가 늘 곁에 있다는 안정감과 신뢰감을 얻을 수 있습니다. 이 감정들은 훗날 아이의 사회성 발달에 매우 중요한 역할을 합니다.

모유 수유 185일차

드디어 젖 깨물기

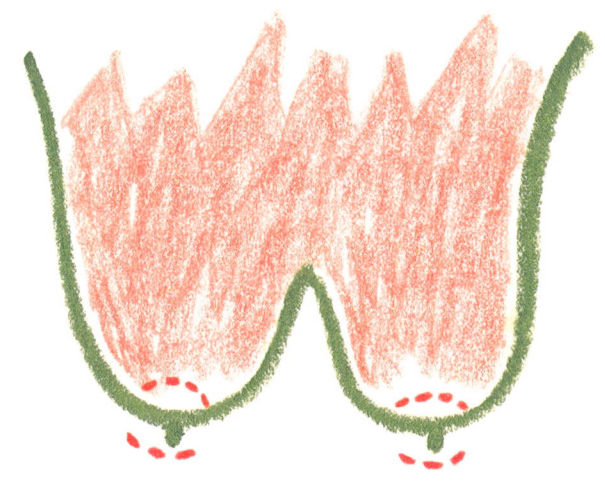
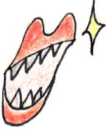

바다의 아랫니 두 개가
쏙 올라왔다.

너무 귀여워서
보고 또 보며 웃었는데,
젖을 물리자
젖꼭지를 옹골지게 꽉 깨물었다.
아아아아악!

그러지 말라고 말로 타이르고
다시 젖을 물렸지만
웃으면서 더 세게 깨물었다.

하아……
젖 주는 게 좀 쉬워진다 싶더니
이젠 물어뜯기는 건가?

젖 줄 때마다
나의 괴로운 비명소리가
터져 나오고

바다에게

손가락을 깨물려본 남편도

나의 비명소리를 들으며

집 안 어딘가에서

숨죽여 가슴 아파하고 있다.

얼마나 아픈데~ 발가락까지 전기가 쫙 온다니까! 천사 같던 바다가 악마처럼 보이는 순간이야. 이럴 때는 수유를 바로 멈추고 단호하게 "안 돼. 깨무는 거 아니야!" 하고 말을 해줘야 한대. 그러지 않고 부드럽게 말하거나 웃으면 아기가 엄마의 반응이 재미있어서 더 깨물기도 한다더라. 나는 몇 번 깨물리고 나니까 화가 나서 저절로 단호해지더라고.

아기가 이가 나느라 잇몸이 간질거려서 엄마 젖을 무는 경우도 있다는데, 이럴 때는 차가운 물에 적신 손수건으로 잇몸을 닦아주면 간질거림이 덜해서 엄마 젖을 덜 문대.

그리고 엄마가 자기를 안 보고 스마트폰을 보고 있거나 다른 데 집중하고 있으면 관심을 끌려고 무는 경우도 있다니까, 아기를 자주 봐주고 교감하면서 젖을 먹이는 것도 잊지 말고.❿

깨물리지 말자. 아프잖아~

모유 수유 190일차

가을 젖

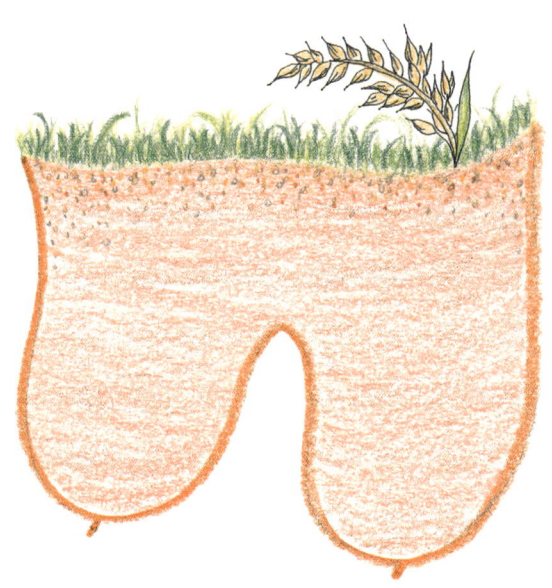

집 주변 논에

파릇한 새끼 벼가 심겼던 초여름,

나는 한참

모유 수유의 오르막길을 오르며

혼을 반쯤 잃고

머리를 풀어헤친 채

힘겹게 들락날락하는 숨을

간신히 바라보고 있었다.

'정신을 차려야지' 하고 나온 산책길에

파릇한 새끼 벼들로 가득 찬

넓은 논을 마주한 순간

아……

나의 모든 힘듦이 사라지고

마음 깊이 고요가 찾아왔다.

그때로부터 서너 달이 지났다.

새끼 벼들이

햇빛과 바람과 비를 만나
키를 키우고
낟알이 차올라 고개를 숙일 동안

내 젖은
아직 여물지 않은 한 생명의
몸과 마음을 살찌우느라
어느새 고개를 떨어뜨렸다.

참 닮아 있구나.
엄마의 젖과 자연이.

아니,
같은 것이구나.

지금은
모유 수유의 오르막길이 어느덧
넓은 고원의
걷기 좋은 평지가 되었고

나의 풀어헤쳤던 머리도
아주 짧게 정리가 되었다.

한껏 누려본다.

이 가을에 평화로운 젖과
그 젖이 키워낸 나의 딸,
바다와 함께하는 지금을.

모유 수유 200일차
밤 젖

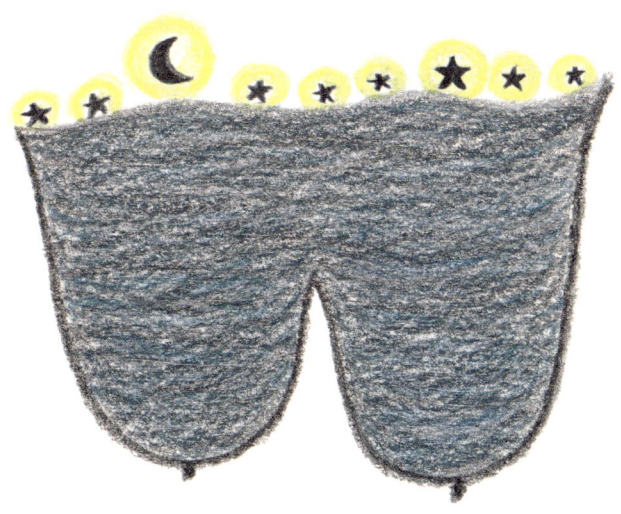

파랗게 깊은 밤
엄마들의 젖은
남몰래 일어나
새끼들을 먹인다.

산등성이 실루엣이
하늘에 펼쳐지듯

엄마들 젖 실루엣이
방 안마다 펼쳐진다.

문득 이런 생각이 들더라고. '나처럼 밤에 일어나 젖을 먹이는 엄마들이 얼마나 많을까……? 나를 포함한 많은 엄마들이 이렇게 같이 밤잠을 설쳐가며 고생을 하고 있겠구나.' 그러면서 어둠 속에서 우는 아기에게 젖을 먹이는 엄마들 실루엣이 상상되었어.

저마다 조금씩은 다른 모양을 하고 있겠지만 그 실루엣들은 하나같이 아름답고 숭고해. 왜냐하면 진한 사랑과 희생이 담긴 실루엣이니까.

모유 수유 205일차

양배추 젖

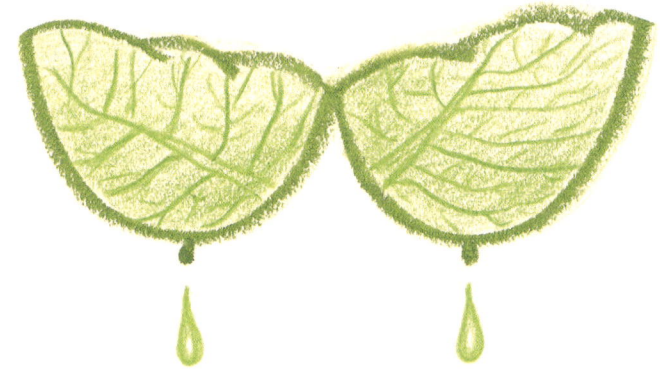

젖 양이 너무 많았다.
지금쯤 바다가 먹는 만큼
양이 맞춰져야 하는데
두 배는 나오니 자주 유축을 해야 했고
빨리 차오르는 젖 때문에 외출도 힘들었다.

그런데 우리 집에 놀러 온
바다 친구 엄마가 날 보더니
"아직 유축을 하면 어떡해~
젖을 줄여야지~ 양배추 붙여~!!!"
라고 하는 것이 아닌가!

알고 보니 내가 모유 기증을 한다고
유축을 너무 열심히 해서
젖 양이 바다가 먹는 양에
맞추어질 수가 없었던 것이다.
당장 차가운 양배추 잎을 젖에 붙이고
젖 양 줄이기 전용 양배추 크림도 발랐다.

젖에 붙었다가 익어서

전사한 양배추가 쌓여갈수록
젖 양이 신기하게도 서서히 줄어들었다.

하루 종일 익은 양배추 냄새를
맡으면서 지내느라 힘들었지만
젖 양이 줄고 젖이 작아지는 것이 좋아서
신났다.

🌱 젖 양을 줄이려면 가급적 유축기를 사용하지 말아야 한대. 나는 그걸 늦게 알아서 젖의 양이 바다가 먹는 것보다 많았고, 그래서 빨리 차올랐어. 젖이 너무 빨리 차오르니까 외출도 제대로 못하고 일주일에 한 번 미술 학원에 갈 때도 젖이 차올라 열이 나고 딱딱해지는 가슴을 진정시킬 얼음 팩을 가져갈 정도였지.

젖 양을 줄이고 아기가 먹는 양에 맞춰나가야 고생을 덜해. 그러기 위해서 짜내버리고 싶어도 참아야 하는 거지. 젖 생산양이 먹는 양에 맞춰지기 시작하니까 정말 편하더라. 일단 가슴이 작아지면서 무게가 줄어들어 좋고, 유축을 할 필요가 없으니까 산책도 편하게 할 수 있어서 좋았어.

나는 바다 친구 엄마 말대로 양배추 잎을 냉장고에 넣어 차갑게 했다가 붙였는데, 신기하게도 효과가 좋았어. 양배추 잎은 유두를 피해서 붙여주고, 시들해지면 새것으로 갈아주면 돼. 양배추 잎이 유두까지 덮으면 젖이 아예 말라버릴 수가 있어서 그렇다네. 외출할 때나 밤에 잘 때는 젖 양 줄이기 전용 양배추 크림을 발랐는데 간편하고 효과도 좋았어. 양배추 크림도 유두를 피해서 바른다는 것, 기억해.

김연희의 수유 팁

젖 양을 줄이는 방법입니다.

1. 유축기 사용은 하지 않습니다.
2. 구간 수유를 해봅니다. 즉 4시간 동안은 한쪽 유방만 젖을 먹이는 식으로 양쪽 유방을 일정 시간씩 나눠서 수유를 하는 겁니다. 이때 젖을 먹이지 않는 쪽 유방이 통증이 너무 심하다면 통증을 참을 정도가 될 때까지만 그쪽 젖을 짜내세요.
3. 양배추 잎으로 덮는 것도 좋은 방법으로, 이는 국제모유수유전문가(IBCLC)에서 권장하는 방법입니다. 양배추를 붙이는 것은 일종의 민간 요법으로 그 효능이 과학적으로 증명된 것은 아니지만, 많은 엄마들이 이 방법으로 효과를 보았다고 하지요. 시중에도 양배추 크림, 양배추 팩 등 다양한 제품들이 있습니다.
4. 가슴을 잘 지지해 주는 속옷을 착용하고 최대한 가슴에 자극을 주지 않습니다.

모유 수유 210일차

너무도 여실한 짝 젖

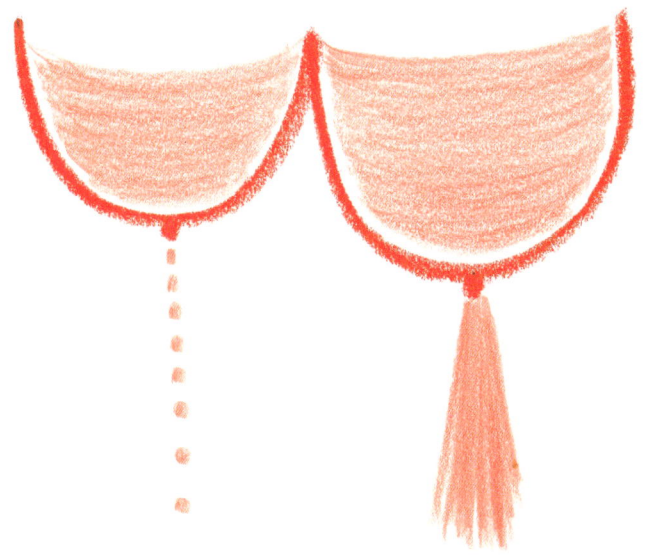

바다가
한쪽 젖을 저녁으로 먹고
그 젖을 물고 빨다가 잤다.

재우고 화장실 거울 앞에 섰는데
하악!
말로만 듣던 짝 젖!
너무도 여실한 짝 젖!

충격이 쉽게 가시지 않아
거울 앞에서 한동안
눈을 못 떼고 얼어 있었다.

조용히 걸어 나와 큰 젖을 짜며
반드시 양 쪽을 골고루 물리리라
결심하고 또 결심했다.

💗　걱정 마. 결국은 똑같아져. 목욕탕에서 짝 젖인 아줌마 못 봤지? 나도 곧 비슷해졌어. 내 친구도 꽤 오랫동안 심각한 짝 젖이었는데 단유하고 젖이 마르면서 똑같아졌어.

김연희의 수유 팁

네, 맞습니다. 양쪽을 골고루 물리도록 신경은 써주되, 가슴 모양은 이것과 상관없이 수유가 끝나면 원래대로 되돌아가니 안심하세요. 수유중에 여성들이 가슴의 모양을 보고 상실감을 느끼는 것 또한 자연스러운 반응입니다.

모유 수유 215일차
굿 바이 모유 기증

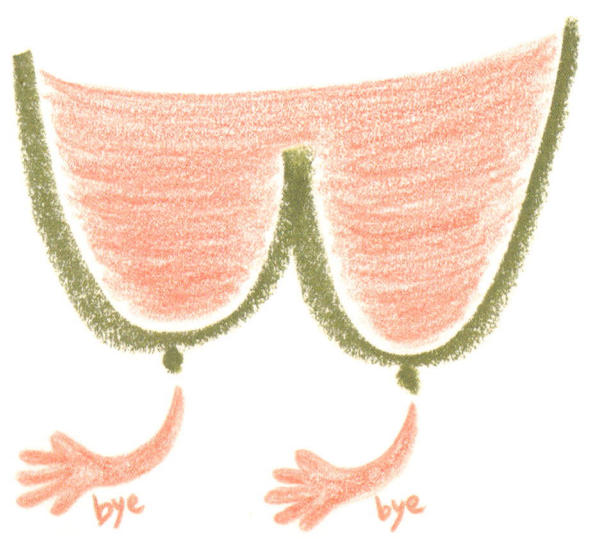

양배추의 큰 도움으로
젖의 양이 많이 줄어서
이제 유축을 하지 않아도 될
정도가 되었다.

그래서
마지막으로 남아 있던
얼린 모유들을
박스에 넣어 보내는데
왜 이렇게 아쉬운지.

나눌 수 있어서 행복했어.
고마워, 젖!

신문에서 모유에 관한 놀라운 연구 결과를 봤어. "기증받은 모유라도 분유보다 미숙아 건강에 이로워"❸라는 제목의 기사인데, 2011년부터 2016년까지 강동경희대병원 소아청소년과 교수팀이 신생아 중환자실에 입원한 몸무게 1.5㎏ 미만인 미숙아 90명을 두 집단으로 나누어 '기증받은 모유'와 '미숙아 전용 분유'를 각각 먹이면서 효과를 분석한 거야.

결과는 미숙아에게 심각한 후유증을 남길 수 있는 패혈증이나 괴사성 장염 등의 여러 질병과 미숙아에게서 나타날 수 있는 여러 합병증의 발병률이 분유를 먹은 아기들보다 모유를 먹은 아기들이 훨씬 낮게 나타났대. 정상 영양 상태에 도달하는 기간도 모유를 먹은 아기들은 평균 29일, 분유를 먹은 아기들은 평균 52일이 걸렸고, 중환자실 입원 기간도 모유를 먹은 아기들이 10일 정도 더 짧았다고 하더라.

몸이 약한 미숙아에게는 '모유를 먹고 안 먹고'가 평생의 건강을 좌우하는 결정적인 일이 될 수 있을 만큼 모유가 정말 중요한 영양제이자 치료제라는 게 놀라웠어. 더군다나 요즘 고령화 임신 등의 이유로 미숙아 출생률이 높아지고 있으니 모유 은행이 큰 도움이 될 것 같아. 모유 기증에 대한 엄마들의 관심과 도움도 절실하고 말이야. 다시 한 번 말하지만 보건복지부가 모유 은행 설립과 지원 그리고 홍보에 힘을 더 많이 써야 한다고 생각해. 우리의 희망이자 미래인 아이들을 지키고 살리자. 우리 사랑의 젖으로.

김연희의 수유 팁

모유에는 항박테리아 성분이 있어 꽤 오랜 시간 냉장 보관이 가능합니다. 구체적으로는,

- 실온 15도: 24시간
- 실온 25도: 4~6시간
- 냉장 보관(0~4도): 8일
- 냉동 보관: ① 냉장실과 냉동고의 문이 분리되지 않은 소형 냉장고인 경우: 2주

  ② 냉장실과 냉동고의 문이 분리되어 있는 냉장고인 경우: 3~4개월

  ③ 단독 냉동고인 경우: 6개월 이상

일반적인 유축을 할 때에는 손을 깨끗이 씻고 젖병과 유축기는 젖병용 세제를 이용해서 세척해도 충분합니다. 하지만 미숙아나 아픈 아기들을 위해 유축하는 경우라면 의료진의 가이드라인을 따라서 해주세요.

모유 수유 218일차
젖 안심

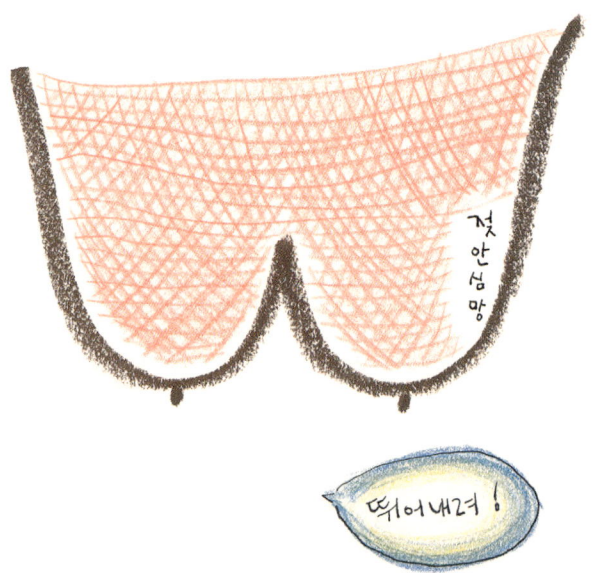

바다가 찡찡찡 울면서 눈으로 나를 쫓는다.
심심해서 그런가 보다 싶어서
"기저귀만 빨고 놀아줄게~"
"이것만 정리하고 놀아줄게~"
하다가 늦게 바다를 안았는데

혹시 졸린 건가 싶어서 젖을 입에 갖다 대니
덥석 물고는 바로 눈을 딱 감는다.
안심하고 휴식에 들어간 것이다.

이렇게 널 기다리게 하는 엄마인데,
이유식도 미루고 미루다가
이제야 시작한 엄마인데,
이런 나와 나의 젖을 믿고 눈을 딱 감아주다니.
찡하다.

모유 수유 220일차
언제 어디서나

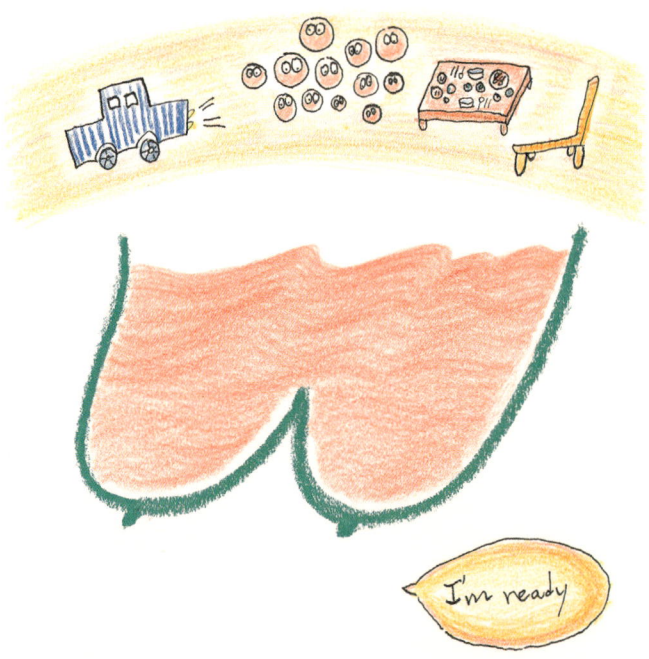

바다를 데리고 슬슬
외출을 하기 시작했다.

다른 사람의 집에도 가고,
택시도 타고, 음식점에도 가는데
바다에게는 젖을 줘야 한다.

사람들이 안 보이는 곳으로 가거나
뒤돌아 앉거나 스카프로 가리고 젖을 물린다.
어떤 수를 써서라도 물린다.
젖을 못 주는 상황 같은 것은 없다.

세상에서 가장 강한 사람은
엄마라고 하더니
어느새 내가 그런 사람이 되어 있다.

이 녀석, 바다 덕분에.

처음엔 나도 부끄러웠어. 친구가 집에 놀러 오면 방에서 수유를 하고 나올 정도였지. 그런데 수유가 5분, 10분 만에 끝나는 것도 아니고 최소 20분은 넘게 걸리니까, 친구를 기다리게 하고 방에서 수유를 하는 것도 마음이 편하지가 않았어. 외출도 수유 시간을 피해서 겨우 잠깐 할 수밖에 없었고.

그런데 어느 날 모유 수유를 하는 친구 집에 놀러 갔는데 그 친구가 내 남편을 포함한 다른 친구들 앞에서 자연스럽게 젖을 먹이는 것을 본 거야. 그것도 아주 편안하게. 가슴도 전혀 보이지가 않아서 옆에 있는 사람도 크게 불편하지 않더라고. 그래서 나도 그 친구를 따라하기 시작한 거야.

처음엔 큰 면 스카프를 한쪽 어깨에 걸쳐서 바다 얼굴을 가리고 먹이는 연습을 집에서 거울을 보면서 했어. 그러고 나서 친구들 앞에서 먹여보고. 그러다가 수유티를 입고 슬링으로 바다를 안은 다음 먹이는 방법을 시도해 봤는데 정말 편하고 잘 가려지고 좋더라.

사람들이 있는 장소에서 수유를 하는 것이 점점 편안해지면서 내 자유도 조금씩 커졌어. 행동반경이 넓어지니까 사람들도 만나고 맛있는 것도 사먹고 너무 좋은 거지. 집에서만 수유를 할 때는 정말 답답했거든. 꼭 연습하고 시도해 봐. 충분히 가능해.

모유 수유 230일차

젖 안 물리고 재우기

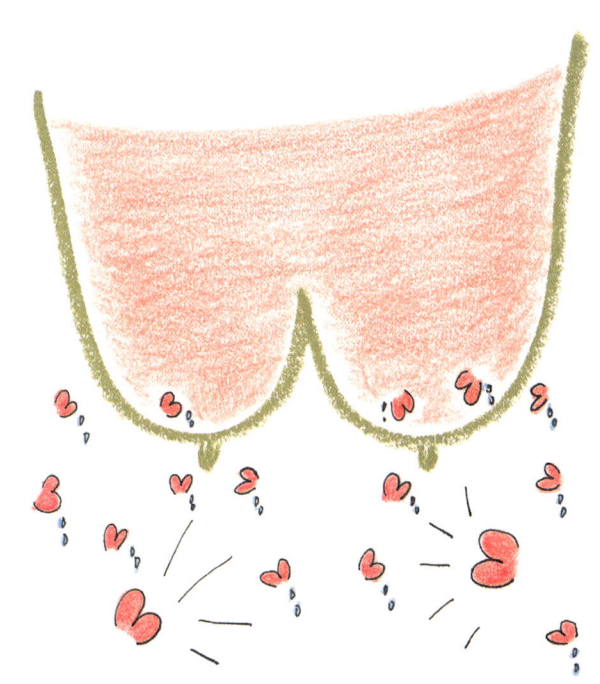

바다를 재우는
가장 빠르고 쉬운 방법이
젖을 물리는 것이었다.

그런데 점점 커서 이가 나고
몸집이 커지자
치아 건강과 적정 몸무게 유지가
걱정이 되어서
젖을 물리지 않고 재우기로
마음을 먹었다.

졸린데 젖을 안 주자
바다는 맹렬히 울면서
젖을 찾아 헤매기 시작했다.
울음이 잦아들지를 않고
점점 거세져서
안고 나가 걸었고,
바다는 내 품에 안겨
이내 잠이 들었다.

그날 이후로
낮에든 밤에든 졸려하면
젖을 찾기 전에
안고 나가서 재웠다.

몸이 천근만근인데
내 옷을 입고
바다 옷까지 입혀야 하고,
밖의 햇빛과 조명과 소음에서
벗어난 길을
찾아다녀야 하는 것이
너무나 힘들었다.

그래도 나갔다.

그렇게 며칠을 하다가
바다가 몹시 피곤해하던
어느 날,
혼자 손가락을 빨며
누워서 잠이 드는 모습을

입을 벌리고 바라봤다.

젖을 안 물리고 재우는 것이
너무나 어려운 숙제 같았고,
안고 나가서 재우는 날이
끝없이 계속될 것만 같아
두려웠는데
바다는 생각보다 빨리
적응하고 따라와 주었다.

생각보다 쉽구나,
생각보다.
휴우……

김연희의 수유 팁

젖은 아기가 배고파할 때 주는 것이 좋습니다. 아기가 졸려하거나 짜증을 내거나 할 때 달랠 목적으로 자주 젖을 주게 되면 뱃구레가 커지지 않아서 소량씩 자주 먹게 됩니다. 또한 아기의 젖 달라는 사인을 늦게 알아채 아기가 이미 울음을 터트린 후에는 아기의 기분이 상해서 많은 양을 먹지 않습니다. 아기가 배고파하는 신호를 잘 파악해서 먹이면, 한 번에 충분한 양을 먹고 수면 시간도 길어집니다. 또한 낮에는 햇볕도 쬐고 활동도 많이 하게 해서 아기의 생체 리듬을 맞춰주면 아기가 밤에 잠을 잘 자게 마련입니다.

모유 수유 250일차

사랑의 상징

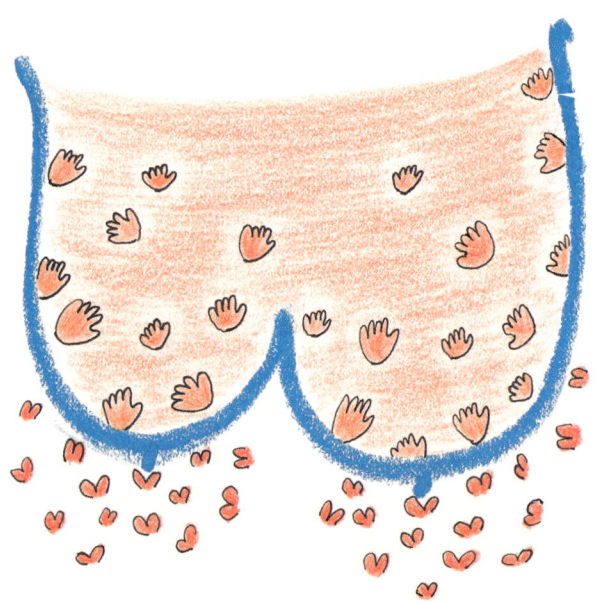

내 아기의 수만 번의 입술과
내 아기의 수만 번의 손길이 닿은
나의 젖.

이만한 사랑의 상징이 또 있을까?

젖을 줄 때마다 가만히 느껴본다,
오래토록 기억하고 싶은 이 느낌을.

모유 수유 263일차
문득

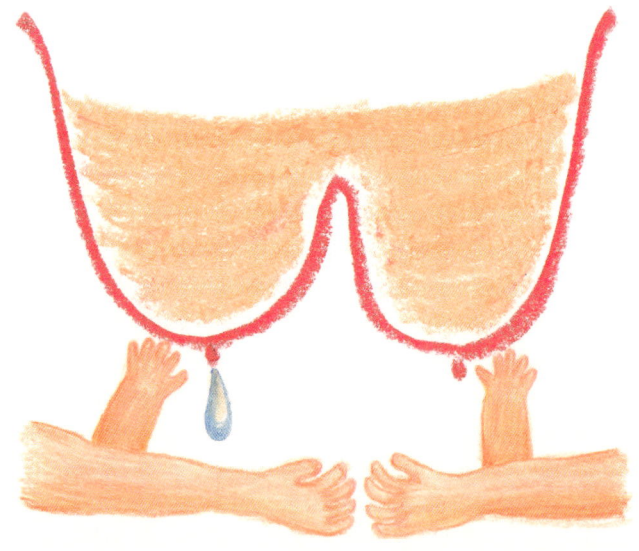

문득 젖을 끊기가 두렵다.
이렇게 잘 먹는 젖을 어떻게 안 주지?

그래도 평생 먹일 수는 없으니
언젠가는 끊어야 할 텐데
어떡해?

이별하기 아쉬워서
힘들어서
어떡해?

💗 모유 수유를 하고 있는 엄마들 중에 "젖 뗄 생각만 하면 눈물이 난다" "내가 아쉬워서 못 떼겠다"라고 말하는 엄마들을 많이 봤어. 나도 그랬고. 수유가 그렇게도 힘든데 왜 이렇게 끝내기가 아쉬울까? 하루하루 커가는 아기를 품에 꼭 안고 내려다보며 내 몸에서 만들어진 내 젖을 먹일 때의 행복감과 만족감이 엄청 크니까.

아기가 배가 고파서 울다가도 젖을 물자마자 꿀떡꿀떡 삼키며 먹고, 양껏 먹고 나서는 젖을 물고 웃으면서 장난을 치고, 울다가 엄마 젖을 물고 숨을 고르며 안심을 하고, 졸려하다가 엄마 젖을 먹으면서 편안히 잠드는 모습들을 쭉 봐왔으니까 그걸 끝내기가 아쉬운 거야. 그리고 아기가 그렇게 좋아하고 찾는 젖을 그만 먹으라고 말하기도 미안하고.

《황금빛 똥을 누는 아기》의 저자 최민희 선생님은 둘째아이에게 네 살까지 젖을 먹였는데, 아이가 세 살 때 젖을 떼는 것에 대해서 미리 진지하게 대화하고 젖 떼는 시기를 같이 정한 다음 스스로 젖을 떼게 했다고 해. 그런데 아이는 의연하게 젖을 뗀 반면 엄마가 서운해서 잠이 잘 안 왔다고 하더라.⑭

일종의 독립시키기잖아. 10개월 동안 뱃속에 넣고 한 몸으로 같이 있다가 아기가 세상에 나오면서 엄마 몸과 아기 몸이 처음 분리가 되고, 그 후 몇 개월 혹은 몇 년 동안 하루 중의 몇 시간을 몸을 붙이고 젖을 먹여왔는데 이제 아이가 커서 젖을 떼야 할 시점이 온 거지. 엄마와 아기 사이에 물리적인 그리고 심리적인 거리가 조금 더 생기는 거야.

그러니 서운하지. 독립하는 아기보다 독립을 시키는 엄마가 더 서운할 수도 있는 일 같아.

김연희의 수유 팁

단유의 가장 알맞은 시기는 엄마와 아기가 마음의 준비가 되었을 때입니다. WHO의 모유 수유 권장 기간은 만 2년이지만, 세계 거의 모든 문화에서는 모유 수유 기간이 2~4년입니다. 남의 의견보다는 나와 아기의 상황에 맞게 단유 시기를 결정하는 것이 바람직합니다.

모유 수유 280일차
번갈아가며 젖

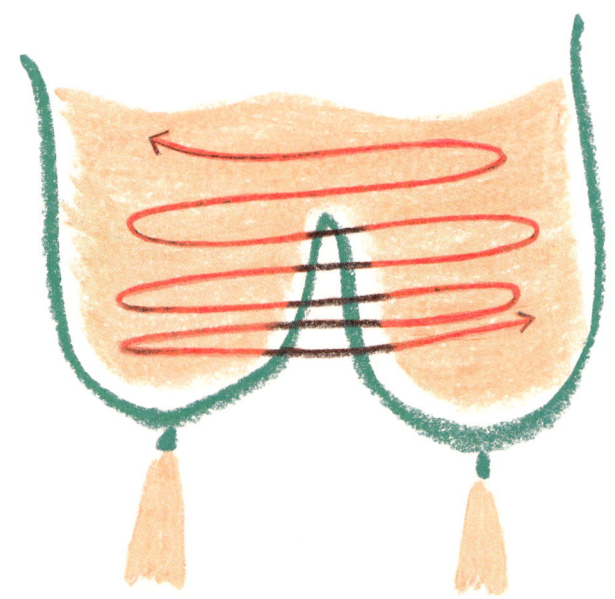

내가 짝 젖 교정을 한다고
몇 번 번갈아가며 물려서 그런지
이제는 바다가 알아서 양 쪽 젖을 번갈아가며 먹는다.

왼쪽 조금 빨다가 오른쪽 조금 빨다가
다시 왼쪽 빨다가 오른쪽 빨다가를 반복하는 것이다.

많이 졸렸던 어느 날은 왼쪽 한 번 쪽 빨고
오른쪽 한 번 쪽 빨고를 빠르게 반복하면서
정신없이 입을 돌리다가
한 젖에 정착해 잠이 들기도 했다.

덕분에 양 쪽 젖의 양이 비슷해졌고
짝 젖 교정도 확실히 됐는데,
이 산만한 식사 분위기를
어찌해야 할지 모르겠다.

모유 수유 300일차
일단 물어

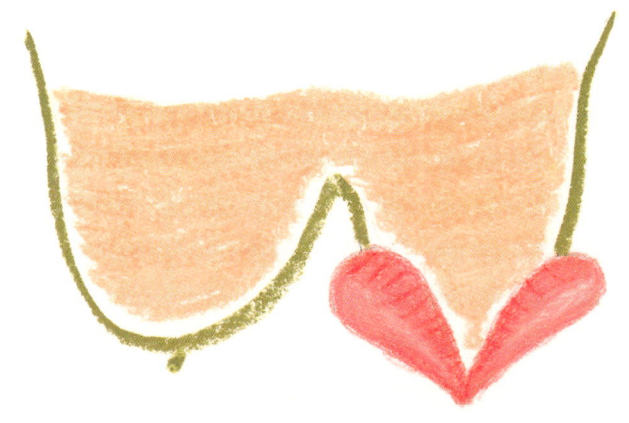

저녁에 목욕을 시키고 있는데

바다가 졸려하더니 바로 내 젖을 물었다.

어? 씻겨야 되는데!

참……

달래서 겨우 닦이고 나왔는데

로션을 바르는 동안 또 젖을 물었다.

어? 발라야 되는데!

참……

젖을 물린 채로 로션을 바르느라

내 몸은 땀범벅이 됐다.

힘들면 젖부터 물고 보는, 본능에 충실한 바다.

본능에 충실한 건 좋은데 내가 너무 힘이 달린다.

바다야, 우리 이제

때와 장소를 구분할 때가 온 것 같구나.

엄마 좀 살려다오.

모유 수유 312일차

자유자재 젖 먹기

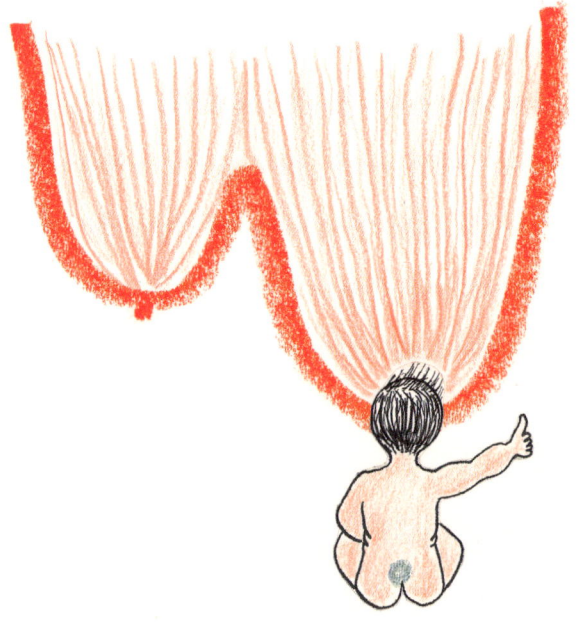

내가 앉아 있으면

와서 선 채로 먹거나

마주보고 똑바로 안겨서 먹고

내가 누워 있으면 앉아서

젖에 얼굴을 처박고 먹거나

서서 허리를 굽힌 채

엉덩이를 치켜들고 먹는다.

나는 젖을 잘 못 물리고

바다는 잘 못 물어서

같이 울던 때가 있었는데 말이다.

태어나자마자 젖 먹는 일만 1년 가까이 하니

이 경지에 오는구나.

멋지다.

모유 수유 330일차
밥과 젖을 같이

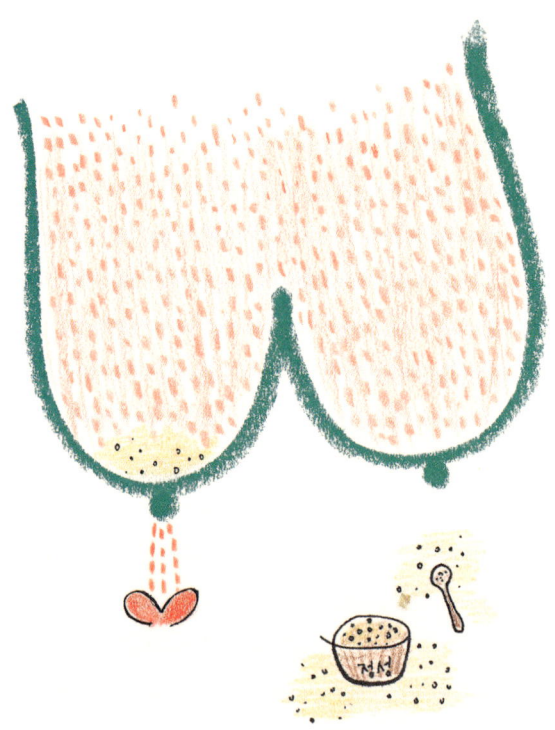

바다가 이유식을 먹다가 젖을 빤다.
젖에 이유식이 묻었다.

또 이유식을 먹는다.
그러다 또 젖을 빤다.

오늘 목이 많이 메였나 보다.

옆에 물이 없어서
가까운 젖을 빨았나 보다.

바다는 좋겠다.
지 마음대로 다 하네.

모유 수유 340일차
즉석 젖 요리

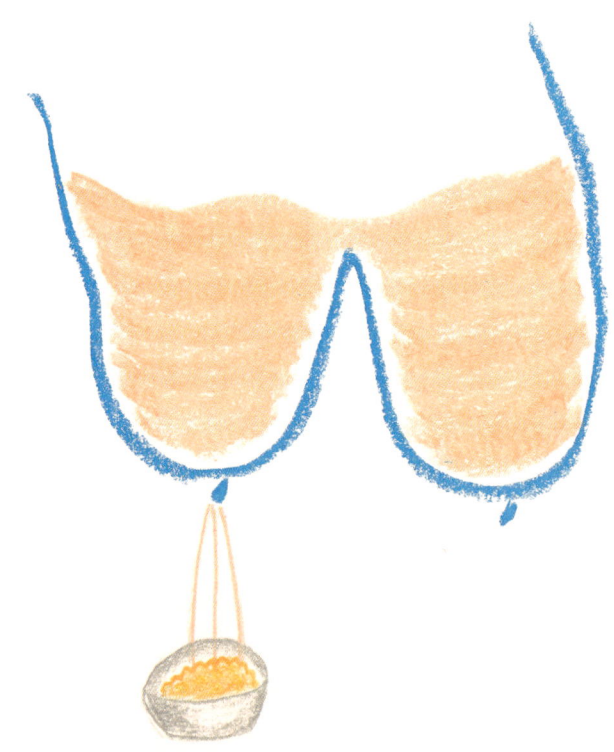

삶은 감자를 으깨어서 주려고 보니
너무 퍽퍽했다.

이유식 책에 유축해 놓은 모유를 넣으라고 하는데
짜놓은 젖은 모두 얼어 있어서
신선하게 바로 짜 넣자 싶어
그릇에 대고 젖을 짰다.
칙- 칙- 잘도 나오는 내 젖.

그 젖을 으깬 감자에 조금씩 부어 섞으니
부드러운 감자 이유식이 완성되었고,
바다는 그것을 아주 만족스러운 표정으로 맛있게 먹었다.

이렇게 간편하게
신선한 이유식을 만들 수 있다니!

즉석 젖 요리, 좋다.

나는 이유식을 자연주의 방식으로 했어. 미음을 먹을 때부터 흰쌀 대신 현미를 기본으로 해서 잡곡을 한 종류씩 섞어서 먹였고, 무, 배추 같은 순한 채소를 넣고 푹 끓인 채소 육수를 사용했어.

찐 고구마나 찐 단호박 같은 채소를 손으로 잡고 먹을 수 있을 즈음엔 찔 수 있는 모든 채소를 다 쪄서 먹였어. 브로콜리, 양배추, 무, 아스파라거스, 당근, 우엉, 연근, 마, 콜라비 등등. 유기농 가게 세 군데를 다니면서 장을 봤다니까.

바다는 가리는 채소 없이 다 맛있게 잘 먹었는데 어렸을 때 먹었던 채소 맛을 기억해서 지금도 채소를 정말 좋아해. 우엉 반찬을 하고 있으면 "우엉이다! 아, 우엉 냄새 정말 좋아" 할 정도야. 어렸을 때 냄새 맡고 만지고 맛본 음식에 대한 기억이 식성을 어느 정도 결정짓는 것 같아. 둘째 하늘이는 어렸을 때 바다만큼 다양하게 채소를 못 먹어서 그런지 가리는 채소들이 몇 가지 있거든.

아이들 음식을 조리할 때 나는 가능한 볶거나 튀기지 않고 찌거나 데치거나 삶아서 먹였어. 설탕과 꿀 사용도 제한했고 밀가루도 거의 안 먹였어. 육류와 육가공 식품도 최대한 늦게 시작하려고 잘 안 먹였고, 수입 과일이나 채소도 먹이지 않았어. 바다와 하늘이 둘 다 계란 알레르기가 있었기 때문에 계란도 알레르기가 사라진 다섯 살 이전까지는 먹이지 않았고.

그 대신 철분 공급을 위해서 톳밥을 자주 해먹였고, 다시마 육수로

죽이나 밥을 했어. 무쇠밥솥에 밥을 했고. 간식으로는 주로 찐 채소나 과일, 찐 팥이나 콩을 먹였고, 빵 맛을 조금 알아갈 즈음에는 집에서 채식 베이킹 레시피로 계란, 버터, 우유가 안 들어간 쿠키나 빵을 만들어서 먹였어.

우리 집은 바다가 여덟 살, 하늘이가 여섯 살인 지금도 여전히 잡곡밥에 된장국, 찐 채소들과 과일, 견과류를 많이 먹어. 작년 여름부터 매일 아침 녹즙을 한 잔씩 마시고 있고.

밖에서 밥이 아닌 면이나 피자로 식사를 한 경우에는 집에 돌아가서 푹 끓인 누룽지에 김치 척척 올려서 한 그릇씩을 먹어야 속이 편안해지는 엄마와 딸들이야.

건강한 식습관을 만들어주는 것이 얼마나 중요한지는 아이들이 커 가면서 더욱 느끼게 되는 것 같아. 식습관이 정갈하고 바르면 정서가 안정이 되고 생각이 바르고 건강하니까.

아이의 식습관은 엄마의 뱃속에 있을 때부터 만들어진대. 엄마가 먹는 음식 맛을 뱃속에서부터 음미하고 기억하는 거야. 그리고 젖에도 엄마가 먹는 음식 맛이 배어 있기 때문에 젖 맛으로도 음식 맛을 기억하고. 그러니 엄마의 식습관이 참 중요해.

모유 수유 360일차

밤 젖 끊기 시도

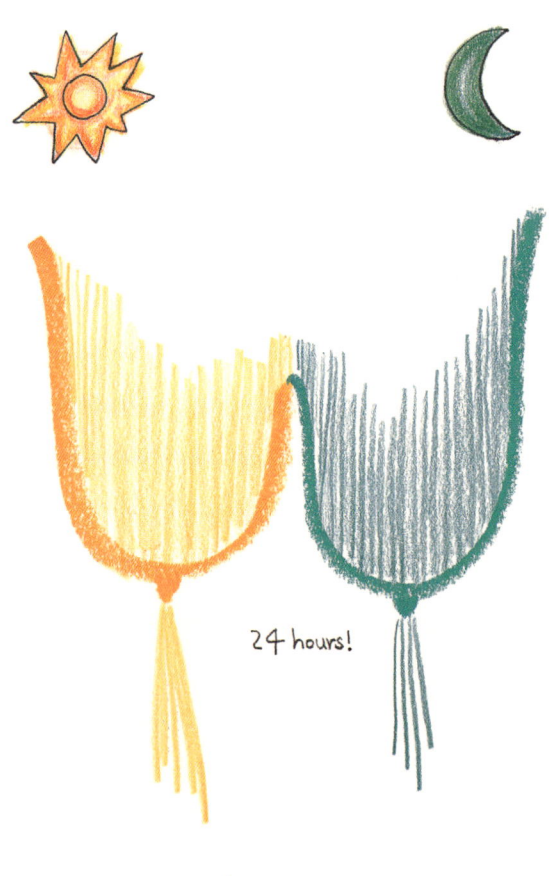

밤새 젖을 찾는 바다 때문에
잠을 깊이 못 잔 지 1년이 다 되어간다.

너무나 피곤하고 힘든 이 생활을
이제 더는 못하겠다 싶어
밤 수유를 떼기로 결심하고
밤에 젖을 찾는 바다에게
젖을 주지 않았다.

바다는 온 몸을 땅에 내동댕이치며 울었고
머리를 벽에 찧고 급기야 내 손을 물어뜯었다.

한 시간 남짓한 고통의 시간 끝에
바다는 울음을 딱 멈추고
손가락을 쪽쪽 빨며 잠이 들었다.

'휴우…… 지나갔구나.'

둘째 날 밤,
어제보다 덜 울 거라는 예상과 달리

바다는 두 시간을 울다가 잠이 들었고,
셋째 날 밤은
세 시간을 울다가 잠이 들었다.

포기!
더는 못하겠다.
누워서 자려다가 도저히 못 참겠는지
일어나 앉아 울고
또 누웠다가 일어나 앉아 울기를
몇 시간 동안 반복하는
바다의 모습을 보니 내 마음이 아파서 못하겠다.

나중에 젖 끊을 때
한 번에 다 끊어지겠지.

그냥 내 잠을 포기하자.
흑······

다시 한 번 기회가 주어진다면 나는 이를 악 물고 네 번째, 다섯 번째 밤을 시도할 거야. 왜냐하면 결국 내가 폭발했거든. 그리고 그 결과는 바다와 나를 더 오랫동안 힘들게 만들었어.

마음을 단단히 먹어야 할 때가 있는 거 같아. 길게 봐서 뭐가 좋은지 판단하고 밀고 나가야 해. 엄마와 아기 둘 다에게 좋은 방향으로.

김연희의 수유 팁

밤중 수유를 꼭 끊어야 하는 것은 아니지만, 엄마가 수면에 방해를 받고 일상에 무리가 간다고 느끼면, 밤중 수유 대신 다음과 같은 방법을 시도해 보세요.

1. 아기가 배고플 때 충분한 양을 수유하여 밤에 자주 깨지 않도록 합니다.
2. 아기가 낮에 햇볕(자연광)을 많이 쬐며 활동을 하게 하고 밤에는 최대한 조명을 어둡게 하여 아기의 생체 리듬을 맞춰주세요.
3. 아기가 아빠와 잠을 자도록 해보세요.
4. 자정쯤에 아기에게 모유를 충분히 먹인다면 아침까지 깨지 않을 수 있습니다.

모유 수유 370일차
바다의 장염과 일시적 단유

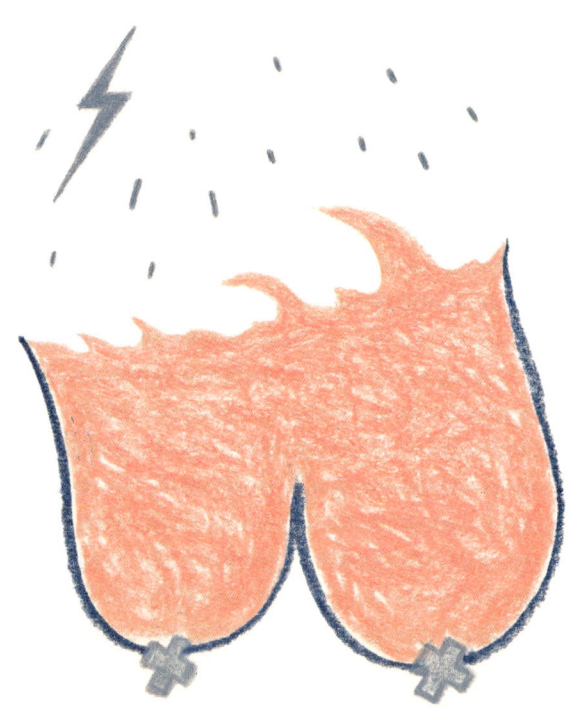

젖을 먹으면 바로
속에 있는 모든 걸 토해서
젖을 줄 수가 없다.

젖은 불어가고 바다는 말라간다.
바다가 아프니 나도 아프다.
우리는 한 몸이었구나.

아픈 아기들의 엄마들 마음과
연결되는 밤이다.

건강하렴, 아기들아. 건강하렴.

김연희의 수유 팁

토나 설사를 할 때에도 아기가 엄마 젖을 빨 수 있다면 당연히 모유를 먹이는 것이 가장 좋습니다. 모유는 흡수가 빠르기 때문에 설사나 토를 해도 아기에게 이롭습니다. 따라서 토나 설사의 원인을 파악하고 아기에게 탈수가 오지 않도록 주의하되 토나 설사를 한다고 무조건 수유부터 중단할 필요는 없습니다. 물론 조금만 먹여도 토한다면 일단 젖을 먹이지 말고 상황을 지켜볼 필요가 있겠지요.

모유 수유 380일차
아직

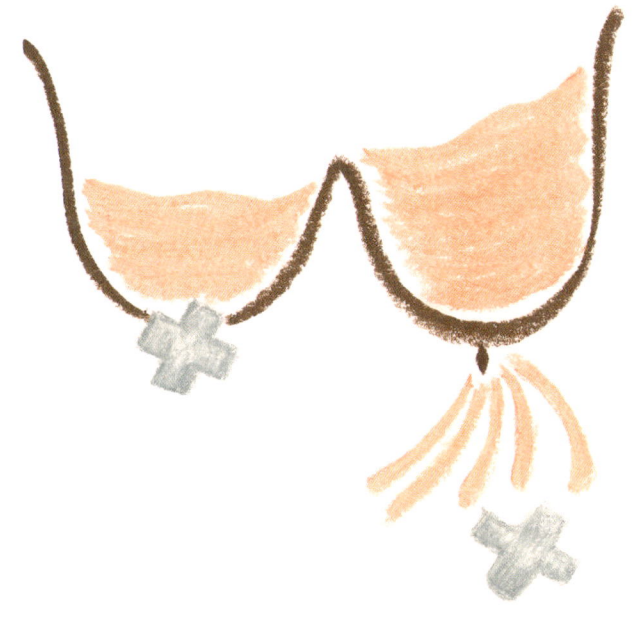

바다가 장염에 걸렸을 때
젖만 먹으면 토해서
4일 동안 젖을 못 먹었다.

남편이 이걸 기회로
젖을 아예 끊자고 했고,
나도 지금 끊으면
훨씬 수월하겠다는 생각이 들어
급히 단유를 결심했다.

반나절 동안 젖을 안 주고
유축을 하며 양배추를 붙였더니
젖은 급격히 줄어들었다.
순조로운 진행이었다.

그런데
마음이 자꾸 슬펐다.
편안하지가 않고 안절부절못했다.
왜 그런지
산책을 하며 마음을 들여다보니

아직 헤어질 준비가 안 되어 있었다.

나중이 두려워 지금 서둘러
이별을 하려고 해서 슬펐던 것이다.

마음으로 붙인 단유 딱지를 떼어버리고
젖을 찾는 바다에게
떨리는 마음으로 젖을 다시 물렸다.

"하아~"
안도의 한숨과 감사가 터져 나왔다.

아직 우리 헤어질 때가 안 됐어.
조금 더 만나자.
조금 더.

모유 수유 390일차
예쁜데 힘들어

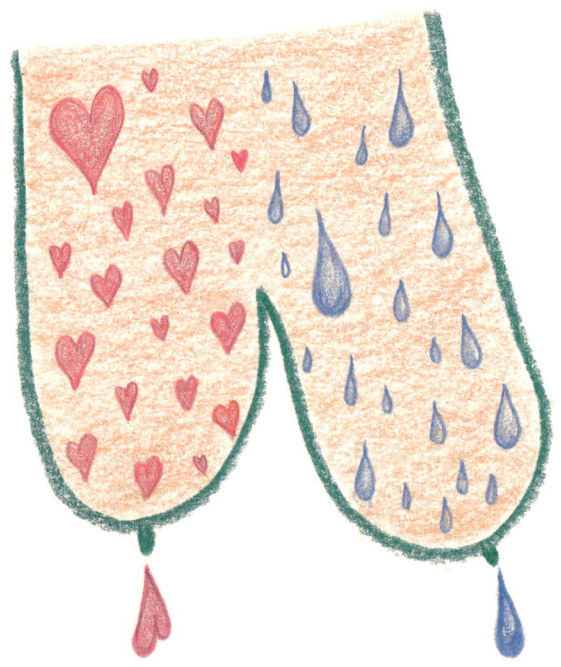

"미친 듯이 예쁜데
미친 듯이 힘들어."
엄마들끼리 만나면 종종 하는 얘기다.

한 사람을 이렇게 예뻐해 보기도
한 사람 때문에 이렇게 힘들어 보기도
처음인 우리, 엄마들.

24시간, 365일
아이의 손과 발과 밥이 되어
하루하루를 산다.

'내 아이의 엄마'로 사느라
'나'로 사는 것을 이따금씩 까먹는 시간.

아이의 웃는 얼굴을 바라보며
버티고, 버티고, 또 버틴다.

오전 10시에서 11시 정도가 되면 동네 엄마들이 아이들을 데리고 놀이터로 나왔어. 우리는 서로의 얼굴을 살펴보며 "어제 잠 못 잤어?" "밥은 먹었어?"와 같은 안부를 주고받았지. 엄마들 중에 유난히 다크서클이 진하고 걸음이 무거운 이들은 거의 다 밤중 수유를 하는 엄마들이었어. 매일 밤 아기에게 젖을 먹이느라 잠을 설치는 엄마들.

낮잠이라도 푹 자야 하는데 아기가 낮잠을 짧게 자는 성향이거나 집안일을 도와주는 사람이 없어서 아기가 자는 동안 집안일을 해야 하는 엄마들은 피로도가 더 높았어. 밥 먹었냐고 물어보면 애는 먹였는데 자기는 먹었는지 기억이 잘 안 난다고 말할 정도로 혼이 반쯤 나가 있는 엄마도 있었고, 나도 늘 피곤한 엄마 중 한 명이었어.

밤중 수유를 끊는 적절한 시기는 생후 한 달 뒤부터 최대한 백일을 넘지 않는 게 좋대. 그것보다 늦어지면 끊기가 더 힘들어지고 치아와 잇몸에도 안 좋다고. 그런데 내 경험으로는 밤중 수유 시기가 길어지면 가장 안 좋은 점이 앞에서 말한 것처럼 엄마가 너무 힘들어진다는 거야. 그러니 경험자들의 조언대로 며칠 울리더라도 마음을 강하게 먹고 끊는 게 좋아.⑮

아기가 밤에 자다가 잠깐 깨서 울 때 무조건 젖을 물리지 말고 등을 톡톡 두드리면서 달래거나 보리차를 조금 먹여서 재워보라고 하더라. 아이가 신생아기를 지나서 어느 정도 컸으면 배가 고파서 깨는 것은 드문 일이라고. 나는 그걸 몰라서 밤에 아이가 깨서 울면 배가 고픈가 싶어 바로 젖을 물렸는데 그 습관이 1년이 지나도록 이어지는 바람에 정말 힘들었어.

그리고 나는 그때 빈혈까지 있어서 몸이 더 쉽게 지치고 피곤했던 거 같아. 빈혈의 증상 중 하나가 무기력증이거든. 천근만근 무거운 몸을 이를 꽉 물고 정신력으로 끌고 다닌 기억이 지금도 생생해. 임신중에 빈혈이 있다는 걸 알아서 철분제를 챙겨먹고 출산 직전에 수혈도 받았는데, 출산 후에 아기를 돌보느라 바빠서 빈혈 관리를 못한 거야. 사실 내가 빈혈이 있다는 것도 잊고 살았어.

출산 후 건강 관리, 정말 중요해. 출산을 하고 엄마의 몸이 약해져 있는 상태에서 체력 소모가 많은 일상이 계속되니까 건강이 받쳐주지 않으면 진짜 괴롭더라고. 아이를 먹이고 씻기고 놀이터에 데리고 나가는 것 하나하나가 엄청난 장애물을 넘는 것처럼 힘들었어. 없는 힘을 끌어 모아서 쓰니 몸은 에너지 충전이 될 새가 없이 계속 방전되는 것처럼 느껴졌고.

그래서 계속 말하지만 잘 먹어야 돼. 밥과 반찬, 간식을 기본으로 잘 먹고 종합비타민과 무기질, 엽산, 철분제도 잘 챙겨먹으라고 말하고 싶어. 틈틈이 푹 쉬는 것도 빼먹지 말고.

밤중 수유 빨리 끊고 우리 몸을 챙기자. 그래야 행복해. 내가 행복해야 내 아이도 행복하고.

모유 수유 410일차

이제는 정말로 끊을 때

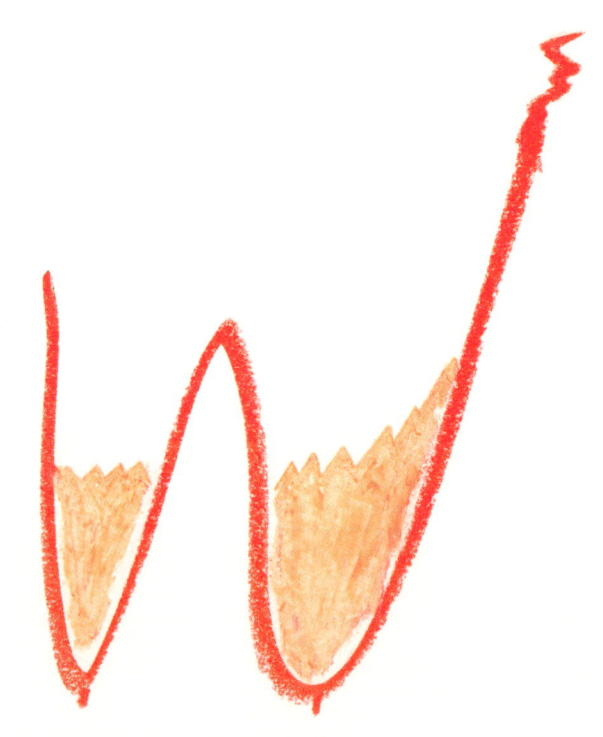

바다가 밤에 젖을 먹는 것이
너~무 괴롭다.

먹고 바로 자는 것이 아니라
뒤척이다가 일어나 앉아
젖을 달라고 낑낑거리고
젖을 먹고 나서 나를 만지면서 놀다가
몇 번 더 일어나 앉았다 잔다.

피곤한데 잠을 푹 못 자는 것이
정말이지 짜증스럽다.
사랑의 젖이 짜증의 젖이 됐다.

이제는 정말로 끊을 때가 됐나 보다.
내 마음이 이런 걸 보니.

모유 수유 430일차

미안한 안녕

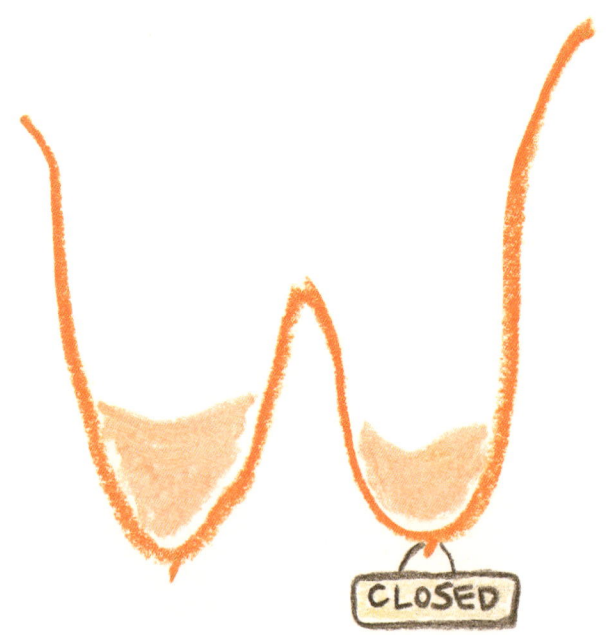

젖을 뗐다.

젖을 안 주는 내 모습을
상상하기 힘들고
젖을 안 먹는 바다 모습을
상상하기 힘들었는데
우리는 이제
젖이 없는 삶을 살기 시작했다.

부끄러운 고백을 하자면
바다에게 설명도 충분히 안 해주고
이별 준비 기간도 주지 않은 채
젖에 파스를 발랐다.

단유에 성공한 친구가
알려준 방법이었는데
지금 생각하면
조금 제정신이 아니었다.

밤에 잠을 못 자서 쌓인 화와

육체적 피로가 원인이었던 것 같다.

나중에 바다에게
'젖 이야기'의 그림과 글을 엮어
선물로 주면서
너와 내가 젖을 통해 나눈
사랑 이야기라고 말하고 싶었는데
끝이 너무 부끄럽고 미안하게 됐다.

너무나 불완전한 엄마다, 바다야.
용서를 구할게.
미안해.

그래도, 그래도
사랑한다.
많이……

단유 이야기는 늘 나를 부끄럽게 만들어. 너무 성급하게 젖을 떼지 않았으면 좋았을 걸, 아직도 많이 후회가 돼. 그때 올바른 단유 방법을 알고만 있었어도 그런 선택을 하지는 않았을 텐데 하는 생각도 들고. 그걸 찾아볼 마음의 여유조차 없었다는 것이 문제였던 것 같아.

젖을 뗄 때는 가장 자연스러운 방법은 아기가 젖에서 관심을 돌려 다른 음식과 다른 놀이에 관심을 갖게 만드는 거래. 내 친구 중에 그렇게 젖을 떼게 한 친구가 있는데 방법은 의외로 간단했어. 밥과 여러 가지 반찬과 과일, 고구마, 감자, 빵, 과자, 우유, 두유, 주스 같은 먹을거리를 챙겨주면서 젖 먹이는 횟수를 조금씩 줄여나가고, 동네 친구, 언니, 오빠들과 실컷 어울려 놀게 한 거야.

최소 2~3일마다 수유 횟수를 한 번씩 줄이라고 하는데, 아이의 성격에 따라 그 기간을 조절하면 좋을 것 같아. 젖을 줄이는 것에 민감하게 반응하는 아이가 있고, 쏘쿨하게 반응하는 아이가 있거든. 지금 여덟 살인 바다는 정서적으로 많이 예민한 편이고, 여섯 살인 하늘이는 그렇지가 않아. 그래서였을까? 바다는 젖을 떼고 나서 거의 1~2년 동안 내 몸을 만지면서 자고 손을 빠는 등 결핍감을 달래는 행동을 한 반면에, 둘째 하늘이는 별일 아니라는 듯이 혼자서 잘 자고 잘 놀더라고.

그러니 직장 문제나 특정한 일이 있는 것이 아니라면 엄마가 정한 시간에 꼭 맞추려고 하지 말고 아이의 반응에 따라 유연하게 진행을 하는 게 좋을 것 같아. 어떤 책에서는 다른 음식, 다양한 놀잇감을 주고 여러 가지 방법을 다 썼는데도 아이가 젖을 찾는다면 주는 게 좋다고 했거든. 그럴 때 젖을 주지 않으면 오히려 젖에 대한 욕구가 강해져서 더 찾게 된다고 해.⑯ 아이가 욕구 불만과 분리 불안을 느끼지 않도록 천천히 살살 이별하는 게 좋은 방법 같아.

　기간을 정해놓고 서서히 수유 횟수를 줄여나가면 젖 양도 천천히 줄어드니까 젖이 갑자기 불어서 생기는 아픔이나 불편함이 덜하고, 젖 크기가 천천히 줄어드니 피부 처짐도 덜하다고 하더라. 단유 기간에 젖을 말리는 데 도움을 주는 식혜를 마시는 것도 좋은데, 식혜의 재료인 엿기름 물이 젖을 말리는 거니까 엿기름을 넉넉하게 넣고 식혜를 끓여서 마시면 훨씬 효과가 좋을 거야. 그리고 내가 젖 양을 줄이는 데 사용한 양배추 크림이나 시중에 나와 있는 단유 크림도 도움이 될 거고.

　아이가 이유식과 간식을 먹을 정도로 성장하면 젖의 영양이 자연스럽게 줄어드는데, 아이는 배고픔을 해결하기 위해서가 아니라 엄마와 정서적으로 교감을 하고 싶어서, 또 장난을 치고 싶어서 젖을 먹고 만지려고 한대. 영양적으로는 1년 정도 젖을 먹이는 것이 좋고 정서적으로는 3년 정도 젖을 먹이는 것이 좋다고 하더라. 아이가 만 3세가 되면 젖을 떼는 이유를 이야기해 주고 언제 젖을 뗄지 같이 정해보는 것도 좋다고 했어.⑰

마침표를 잘 찍자. 아이도 엄마도 상처받지 않는 행복한 단유를 선택하자.

김연희의 수유 팁

단유는 모유 수유를 시작할 때와 마찬가지로 그 방법이 개인마다 다르며, 아기에 따라서는 간단하게 되지 않는 경우도 있습니다. 엄마가 먼저 젖을 주지도 않고 거부도 하지 않는 것, 다시 말해 아기가 단유를 자연스럽게 수용할 수 있는 범위 내에서 시도를 하는 것이 가장 좋습니다. 엄마도 수유를 갑자기 끊게 되면 모유가 소모되는 양보다 생산되는 양이 많아 체내에 쌓이게 되고 유방 통증, 유방염 등의 유방 문제로 이어질 수 있으니, 수유 횟수를 점진적으로 줄여나가면서 젖의 양을 서서히 줄이는 것이 좋습니다.

아기가 젖에 대한 생각이 들지 않도록, 자주 앉아서 수유하던 의자가 있다면 치우고, 그 밖에 모유 수유를 떠올릴 수 있는 다른 용품도 있다면 치워주세요. 평소 젖 먹던 시간 즈음 산책을 한다거나 아기가 좋아하는 장난감으로 놀게 한다거나 해서 아기가 다른 데 흥미를 갖도록 하면 좋습니다. 또한 갑자기 아기의 수분 섭취가 줄어들게 되므로 모유를 먹었을 때와 같은 정도의 수분을 섭취하도록 신경을 써주고, 다른 음식에 충분한 관심을 가질 수 있도록 도와주면서 아기가 잘 먹고 좋아하는 음식을 파악해 준비해 주시기 바랍니다.

모유 수유를 아쉬움 없이 끝낸 엄마는 썩 많지 않을 겁니다. 단유할 때 엄마는 당연히 아기에게 미안한 마음을 품게 되지만, 세상에 완벽한 엄마는 없습니다. 앞으로 아이와 함께할 수 있는 날이 많으니 다른 방식으로 사랑과 관심을 쏟고 자책은 하지 마세요.

　엄마가 자신감을 갖고 사랑을 준다면 아기도 엄마의 사랑을 충분히 느낄 수 있답니다. 아기에게 모유는 아주 중요한 음식이지만 엄마의 사랑과 관심을 능가할 수는 없습니다. 앞으로도 아기에게 사랑을 줄 기회는 아주 많고, 그런 사랑을 받은 아이들은 안정감 있게 잘 자란답니다.

모유 수유 그후

서로를 키운 사랑의 젖

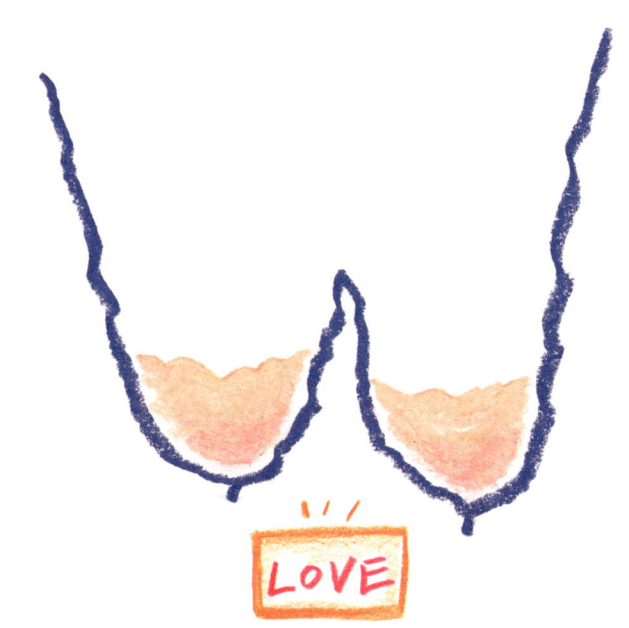

밤마다 젖을 먹는 바다 때문에
내가 잘 수가 없어 젖을 뗐는데
이제 젖을 만져서 못 잔다.

밤새 잠결에 젖을 만지는데
미친다.

밤 수유는 한두 번이면 되는데
만지는 것은 수십 번이고
손을 뻗었을 때 내가 없으면
바로 깨서 우는 통에
재워놓고 다른 일을 하는 것이
더 힘들어졌다.

바다가 잠을 푹 못 자고
자꾸 깨는 것도 걱정이 되었다.

소아청소년과에 찾아가 상담을 하니
아이에게 더 자주 사랑을 표현해서
안정감을 느끼게 해주라고 했다.

이게 제일 급한 일이다 싶어

집안일 다 제쳐두고

바다를 더 많이 안아주고

더 자주 얼굴 보고 웃고

더 가까이 앉아 놀아주었다.

시간이 지나면서

바다는 내 몸이 아니라

자신의 귀나 목을 만지며 잠들기 시작했다.

얼마나 다행이고 고마운지.

바다를 키우는 나도 그렇지만

초보 엄마인 나 때문에

바다도 고생이 많다.

바다야,

우리 앞으로도 계속

같이 고생하면서 또 사랑하면서

잘 커나가자.

내가 너를 키우는 것처럼

너도 나를 엄마로, 어른으로 키워주고 있어.

태어나 줘서 고마워!

사랑해!

💙   단유 후 거의 1년 동안 바다가 밤새 나를 만져서 잠을 못 잤어. 어느 날은 〈노예 12년〉이라는 영화를 보다가 바다가 울어서 달려가 옆에 누웠는데 속으로 이런 말이 나오더라. '여기, 노예 2년이요.' 밤 수유 때보다 잠을 더 못 자고 옆에 있어야 되기까지 하니 내가 바로 노예구나 싶을 정도로 몸서리치게 괴로웠어.

그리고 바다는 젖을 물지 않고 혼자 낮잠을 자면서부터 손가락을 빨기 시작했는데 젖을 뗀 후로는 더 심하게 손가락을 빨았어. 갑작스러운 단유가 아이에게도 스트레스였나봐.

내가 그 시절로 다시 돌아간다면 밤 수유를 좀 더 일찍 끊고 밤엔 잠을 푹 잘 거야. 그리고 낮에는 동네 엄마들끼리 더 자주 적극적으로 모여서 아이들을 함께 돌보고 음식을 나누어 먹고 고민도 풀어놓으면서 즐겁게 육아를 하고 말이야. 그렇게 몸과 마음의 여유가 있었다면 좀 더 자연스럽고 지혜롭게 단유를 할 수 있지 않았을까?

모유 수유, 쉽지 않아.

초기에는 유두 트러블 있지, 내 몸의 영양이 빠져나가니까 갈수록 몸이 지치지, 나처럼 단유를 잘못하면 계속 젖을 만지고 싶어 하는 아이 때문에 잠도 못 자지……

하지만 분유 먹이는 건 안 힘든가? 분유 사야지, 온도 맞춰서 잘 타 먹여야지, 잘 토하지, 젖병 소독해야지…… 분유 먹이는 게 더 힘들다는 엄마들도 많아.

하지만 확실한 건 모유가 내 아이에게 줄 수 있는 지상 최고의 음식이라는 거야. 사람이 인위적으로 만들 수 없는 신비로운 영양소가 가득한 천연의 음식. 그리고 모유를 먹이면서 느끼는 수많은 감정들이 참 강렬하고 특별해. 모유 수유는 정말 진하게 괴롭기도 하지만 그보다 더 지독하게 행복하기도 하거든.

젖 먹던 나의 아기들, 바다와 하늘이는 지금도 내 젖을 보고 그냥 지나치는 일이 없어. 마치 소중한 옛날 친구를 만난 듯이 반가워하며 입을 맞추고 조물조물 만지면서 헤헤거리고 웃어. 아이들이 수년 동안 입 맞추고 만진 나의 젖이 마치 아이들의 손때가 묻은 오래된 곰 인형처럼 날근날근 부드러워지고 정감 있어진 기분이야.

20대 중반에 목욕탕에서 아줌마들의 할 일 다한 젖을 보며 뜨겁게 소망했던 '한 생명을 충실하게 먹여 살린 뒤 장렬히 처지는' 그 명예로운 일을 나도 드디어 해낸 거더라고. 조금 처지긴 했지만 나와 아이들을 연결해 주는 튼튼한 사랑의 끈이 된 나의 젖이 참 좋고 고마워.

이 말을 하고 싶어.
"모유 수유는 짧은 고난과 긴 행복을 준다."

모유 수유를 준비중이거나 모유 수유중인 친구들, 늘 응원할게. 힘내! 친구!

김연희의 수유 팁

잠결에 엄마 젖을 만지는 것이 꼭 잘못된 단유 방법 때문에 생긴 습관이라고 단정 지을 수는 없습니다. 아기들은 대개 부드러운 것을 좋아해서 엄마의 가슴, 입술, 뱃살 등에 집착하는 경향이 있으며, 이런 경향은 모유 수유를 한 아기들에게서 더 잘 보이기도 합니다. 이런 경우 애착 인형이나 촉감 놀이로 아기의 관심을 분산시키는 방법도 있지만 이는 어디까지나 부수적인 방법입니다.

단유하는 과정에서 아기가 안정감을 잃지 않도록 세심한 관심을 기울이며 아기가 원하는 것을 적절하게 해결해 주는 한편 말과 스킨십으로 사랑을 많이 표현해 주세요.

부록

정환욱 원장에게 듣는
모유 수유 Q&A

출산 후 2~3일, 모유 수유를 결심한 엄마들은 잠도 잘 못 자고 몸 컨디션은 완전히 회복되지 않았는데 아기에게 젖을 물리느라 씨름을 합니다. 그런데 혹여라도 "몸 축나니 모유 수유하지 마라. 분유 주고 좀 쉬어라. 그러다가……" 같은 말을 가족이나 가까운 지인들에게 반복해서 듣게 되면 불끈했던 의지가 순식간에 약해집니다. '정말 내가 모유 수유를 할 수 있을까? 아기가 잘못되면 어쩌나?' 걱정마저 찾아오기 시작합니다.

거기에 전문가라는 분들까지 단호하게 말하곤 합니다. "아기가 겪는 문제는 모유 수유 때문입니다." 그런 말을 들으면 모유 수유를 하기로 결심한 것이 후회스러워지기 시작합니다. 문제가 있다고 하니 무섭기도 하고요. 이참에 그만둘까 싶었다가도 마음은 계속 모유 수유를 하고 싶기도 하고…… 복잡한 마음이 들 수 있습니다.

이럴 때 이 책을, 그리고 이 Q&A를 펼쳐보시면 좋을 것 같습니다. 모유 수유하는 산모들을 지켜본 그동안의 경험을 바탕으로 산모들이 가장 궁금해 하고 많이 묻는 질문 열 가지를 뽑아서 보편적인 상황에 맞게 답을 달았습니다. 개별적인 상황에 따라 뉘앙스가 다른 답변을 할 수는 있겠지만 그 원칙은 언제나 같습니다. 그때그때 고비를 넘기며 계속 젖을 물리면 결국은 모유 수유를 할 수 있습니다. 정답은 없습니다. 엄마, 아빠, 아기의 성향과 상황을 고려하여 가족 내의 모유 수유 원칙을 세워나가면 좋겠습니다.

모든 상황은 처한 환경과 개인의 상태 등에 따라 다르므로, 필요한 경우에는 개별적인 이슈에 맞추어 전문가와 상담하시기를 권합니다.

Q 모유 수유를 잘하려면 어떤 준비를 해야 하나요?

출산과 모유 수유를 준비하는 것은 마치 여행을 떠나기 전 미리 여행지를 살펴보는 일과 같습니다. 여행은 직접 가봐야 어떤 일이 일어날지, 내 여행 스타일이 어떤지 알게 됩니다. 아무리 계획을 잘 짜도 예기치 못한 상황에 부딪치기 십상이지요.

그럼에도 어떤 여행을 할지, 무엇을 준비할지 계획하는 일은 반드시 필요합니다. 모유 수유를 미리 준비해 두면 수유하는 그 시간을 훨씬 풍성하게 누릴 수 있을 뿐 아니라 엄마와 아기의 심리적·육체적 건강에도 도움이 됩니다. 모유 수유를 잘하고 싶은 분들은 아래의 원칙에 따라 준비하면 좋겠습니다.

첫째, 출산 전에, 모유 수유를 왜 해야 하는지 자신만의 답을 찾고, 모유 수유의 원리나 유방의 변화 등 모유 수유의 기본 지식을 공부합니다.

둘째, 출산 장소 계획을 세울 때 모유 수유를 어느 정도 지지하는 환경인지 점검합니다.(이에 대해서는 다음 두 번째 질문에서 자세하게 설명합니다.)

셋째, 출산을 도와줄 산과의나 조산사에게 모유 수유를 잘하기 위한 지침과 방법을 묻습니다.

넷째, 출산 후에는 어디서, 누구에게, 어떤 도움을 받을지 계획합니다. 어려움이 발생할 경우 어떤 도움을 받을 수 있는지 미리 상담합니다.(이에 대해서도 아래 두 번째 질문에서 자세하게 다룹니다.)

다섯째, 모유 수유하는 엄마들과 정기적인 모임을 갖습니다. 출산 후에는 6개월 이상 완전 모유 수유를 한 분들과 대화하고 그들의 성공담을 듣는 것이 매우 중요합니다. 함께 모유 수유를 하기도 하고, 이야기를 나누며 그들의 모유 수유 방법을 배우기도 하고요.

물론 아무런 준비 없이도 모유 수유를 잘하는 여성이 있기는 합니다. '스스로 할 수 있다는 확신'이 강한 엄마와 건강하게 태어나서 젖을 잘 빠는 아기의 조합인 거죠. 이런 분들에게 모유 수유가 걱정되지 않느냐고 물어보면 "한 번도 안 해봤지만 못할 이유는 없을 것 같은데…… 왜 걱정하시죠?" 이렇게 반문하곤 합니다. 그에 반해 "내가 모유 수유를 잘할 수 있을까?"라고 의문을 갖는 분들도 많습니다. 아마도 처음 해보는 일인데다 너무 앞서 확언을 하기엔 조심스러움도 있고, 실제로 자신이 없을 수도 있겠지요.

어찌되었든 출산 후 아기에게 젖을 물리는 일은 자연스러운 일입니다. 그것은 내 몸과 아기가 알아서 잘할 수 있는 생명의 원리이니까요. 모쪼록 모유 수유를 미리 준비하는 시간이 스스로 마음의 확신을 키워가는 시간이 되길 바랍니다.

Q 출산 병원이나 산후조리원의 선택도 모유 수유에 영향을 주나요?

네, 모유 수유를 잘하기 위해서는 이를 지지하는 환경이 중요합니다. 그런 환경인지 아닌지 파악하기 위해서는 사전에 공부를 하면서 기회 있을 때마다 담당 의사나 조산사에게 묻고 그들의 의견을 들을 필요가 있습니다. 따라서 아래 기준을 가지고 출산 전에 충분한 상담을 해보시기를 권합니다.

산전 관리할 때

모유 수유를 지지한다는 것은 이에 대한 '공감'만이 아니라 '구체적인 행동과 의지'까지 포함한다는 점에서 자연 출산을 지지하는 것과 일맥상통합니다. 따라서 모유 수유를 지지하는 환경인지 아닌지를 볼 때는 출산 병원이나 산후조리원에서 제공하는 의학적인 기준뿐 아니라 출산과 신생아를 관리하는 철학과 구체적인 방침이 어떤지도 볼 필요가 있습니다. 이런 환경을 갖춘 곳이라면 이를 실천하기 위한 교육 프로그램도 마련되어 있고, 산전 관리중에 모유 수유를 잘하기 위한 상담 과정과 진료 과정도 포함되어 있을 것입니다.

출산할 때

진통부터 출산 후에도 아기를 엄마와 분리하지 않고 한 방에서 머무르는 것이 가장 좋습니다. 유니세프는 완전 모유 수유를 위해 가장 중요한 원칙으로 "30분~1시간 이내에 바로 모유 수유하기, 조제 분유를 서둘러 주지 않고 서너 시간마다 수시로 수유하기"를 제시합니다. 이런 원칙은 엄마와 아기가 한 방에 머물러야 자연스럽게 지킬 수 있습니다.

조산사와 함께 집이나 조산원에서 출산하면 대부분 아기를 엄마와 분리하지 않을 뿐더러 이러한 환경도 자연스럽게 조성됩니다. 최근 자연주의 출산 병원 중 산부인과 의사와 조산사가 함께 출산을 돕고 신생아실을 따로 분리하지 않는 곳이 생겨나고 있으니 이런 곳을 찾는 것도 방법입니다.

출산 후에

- 시설에서 산후 관리할 때

가능하면 모유 수유를 적극 지지하는 환경에서 몸을 회복하면서 아기와 함께 생활하는 것에 조금씩 적응한 뒤 집으로 돌아가는 것이 좋습니다. 모자동실이 기본값이고, 엄마와 아빠가 쉼이 필요할 때 요청하면 대신 아기를 돌봐줄 수 있는 곳이라면 가장 좋습니다.

산후조리원은 대부분 모유 수유를 권장합니다. 그러나 수유할 때를 제외하고는 아기를 신생아실에서 따로 관리하는 곳이 많기 때문에 특별히 모자동실을 신청하여 완전 모유 수유를 할 수 있는지 확인하는 것이 좋습니다. 산후조리원뿐 아니라 조산원 중에도 출산부터 산후 관리에 이르기까지 완전 모유 수유를 위해 도움받을 수 있는 곳이 있습니다.

- 집으로 이동할 때

집으로 가기 전에 모유 수유를 충분히 준비해야 합니다. 아기 돌보는 일에 아빠가 할 수 있는 부분이 많으니 아빠도 엄마와 함께 산전부터 교육을 받아서 같이 육아를 시작하는 것이 중요합니다. 모유 수유처럼 엄마만 할 수 있는 일 외에는 아빠 또는 다른 가족이나 가사 도우미가 담당하는 게 좋습니다. 산후 도우미를 고용하는 경우 모유 수유를 지지하지 않거나 양육 스타일이 다른 사람이면 오히려 엄마에게 스트레스를 줄 수 있습니다. 미리 양육 외의 가사 일만 요청하는 것도 방법입니다.

Q 완전 모유 수유를 하고 싶어도 하지 못하는 여성이 있지 않나요?

우선 대부분의 임신 기간중 산전 관리를 잘하고 정상적인 유선 발달이 된 여성이라면 모유 수유를 해서는 안 되는 경우는 거의 없습니다. 다만 모유 수유 과정에 어려움을 겪거나 완전 모유 수유가 어려운 경우는 있을 수 있습니다. 이런 경우는 젖 양을 늘리도록 도와준다거나 자세 상담 등을 통해 해결할 수 있습니다. 다만 선천적으로 유선 발달이 충분하게 안 된 일부 여성의 경우나, 유방 확대/축소술이나 유방암 수술로 인해 유선 유관이 심하게 손상된 경우는 완전 모유 수유가 어려울 수 있습니다. 이 경우는 젖 물리기를 시도해 본 후 상황에 따라 조제 분유를 보충할 수 있습니다.

모유 수유에 주의해야 하는 몇몇 특수한 경우도 있습니다. 엄마가 HIV(인간 면역 결핍 바이러스)에 감염되었거나, 전염력이 있는 감염성 질환(결핵, 포진 바이러스(수두-대상포진) 등)을 앓고 있는 중이거나, 아기에게 해로운 약물을 복용중인 경우, 항암 치료중인 경우, 지나친 알코올 의존성 환자인 경우 등이 해당됩니다. 이 외에 아기가 신생아 선천성 대사이상(갈락토스 혈증, 페닐케톤증)을 겪는다면 모유 수유가 어려울 수 있습니다. 물론 이런 경우라도 케이스에 따라 치료와 모유 수유를 병행할 수 있으므로 치료중인 전문가와 상담해 볼 것을 권합니다.

Q 이미 분유를 먹이고 있어요. 그런데 다시 모유 수유(재수유)를 시작할 수 있나요?

모유 수유를 할 수 없는 경우에 해당하지 않고 엄마가 원한다면 다시 완전 모유 수유를 시작할 수 있습니다. 재수유의 성공률은 75퍼센트 정도입니다. 모유 수유를 할 수 없었던 이유가 해결된 뒤, 마치 처음으로 수유를 시작하듯이 자주 젖을 물리면 아기가 젖을 빨면서 유두와 유륜이 자극되고 신경과 내분비계가 활성화되면서 엄마 젖이 다시 모유를 생산할 수 있게 됩니다.

모유 수유를 하고 싶었음에도 분유를 먹이게 된 대부분의 이유는 아기의 탈수 증세로 수유를 할 수 없었거나, 병리적 황달에 대한 걱정으로 분유를 보충하게 되었거나, 제왕절개 분만 후 통증과 합병증을 겪었거나, 힘든 분만 후 엄마가 지쳐서 모유 수유를 하기 어려운 경우들

일 것입니다. 이때 대부분 분유의 양이나 분유 수유 횟수를 줄이지 않아 모유 생산 양이 적어지면서 자연스럽게 모유 수유를 포기하게 됩니다. 엄마와 아기가 회복된 후에는 점차 분유 양을 줄이는 한편 젖을 자주 물려 젖의 생산량을 늘려나간다면, 다시 완전 모유 수유를 할 수 있습니다. 다만 이때 아기의 체중이 빠지지 않고 증가하는 추세인지 관찰해 볼 필요는 있습니다. 체중이 증가한다면 아기가 모유를 충분히 먹고 있다는 뜻이지만, 늘다가 빠지거나 한다면 이때는 분유 보충이 필요할 수 있습니다.

아기가 미숙아로 태어나거나 신생아 중환자실에 오래 입원하여 직접 수유를 하기 어려운 상황이면 조제 분유를 줄 수도 있지만, 모유를 유축해서 아기에게 공급해 줄 수도 있습니다. 아기와 다시 만날 때 젖을 물릴 준비를 하면서 계속 젖 생산량을 유지하면 나중에 모유 수유를 쉽게 할 수 있습니다. 엄마가 다른 약물 치료 등의 이유로 단유를 한 경우라면 약물의 영향이 없어질 때까지는 유축을 통해 젖의 생산량을 유지하다가 준비가 되었을 때 젖을 물리면 됩니다.

Q 모유 수유만 해서 황달이 왔대요. 어떻게 해야 하나요?

1. 황달에는 생리적 황달과 병리적 황달이 있습니다.

생리적 황달은 담즙 소화 기능이 미성숙한 신생아에게 나타나는 현상입니다. 정도의 차이는 있지만 대부분 1~3주간 황달 수치가 올라갔다가 자연스럽게 떨어집니다. 대개 얼굴에서 시작하여 심한 경우 몸통을 따라 발 아래로 확산되며, 떨어질 때는 발부터 노란기가 없어지기 시작합니다.

모유 수유에 지장을 주는 경우는 병리적 황달(핵황달)로 분류되며, 탈수, 감염, 담도의 선천적 기형 등으로 인해 지속적으로 혈중 빌리루빈 수치가 높게 올라가는 경우를 말합니다. 이를 방치하면 빌리루빈이 뇌에 영향을 미쳐서 문제를 일으킬 수 있습니다. 이를 예방하기 위해서는 황달의 원인이 되는 사항을 해결하고, 지속적으로 빌리루빈 수치를 모니터링하며 황달 수치를 낮추는 치료를 해야 할 수도 있습니다.

2. 모유 수유하는 아기들이 생리적 황달을 심하게 보일 수 있습니다.

황달 수치가 올라가는 정도와 기간은 아기마다 모두 다릅니다. 다만 모유 수유를 하는 아기들은 분유 수유를 하는 아기에 비해 탈수 기간이 길어지는 경향이 있어 일반적으로 생리적 황달이 좀 더 심할 수 있습니다. 또한 자연 출산 환경에서는 탯줄을 천천히 자르는 경향이 있는데, 탯줄을 자르기 전까지 혈액을 더 많이 가져가기 때문에 황달 수치가 높기도 합니다. 하지만 이는 병리적 황달과 구별해야 합니다. 모유 양이 늘고 탈수에서 벗어나는 생후 2~4주 무렵이면 생리적 황달은 빠르게 정상치로 돌아옵니다.

3. 모유 수유를 지속하면서 치료할 수 있습니다.

황달 수치가 평균보다 높으면 바로 단유 또는 분유 보충을 주변에서 권유하는 경우가 많습니다. 그러나 다른 감염과 탈수가 없고 체중이 느는 추세이며 전반적으로 건강한 상태라면, 병리적 황달로 나아가지 않도록 의료진과 밀착 관찰하면서 엄마의 젖 양이 적정하게 늘고 있는지도 보고 황달 수치 추이도 지켜보는 과정을 먼저 가질 수 있습니다.

만일 아기의 체중이 계속 감소하거나 황달 수치가 너무 높은 경우 또는 엄마가 불안해하는 경우라면 입원 치료를 할 수 있습니다. 대부분의 환경에서는 아기만 입원하여 치료하기 때문에 모유 수유를 지속하기 어려울 수 있습니다. 이때 엄마와 아기가 함께 같은 방에서 모유 수유를 하면서 포토테라피(특수한 파장의 광선 치료)를 병행할 수 있는 환경을 찾을 수 있다면 모유 수유를 계속 이어갈 수 있습니다.

Q 모유 수유만 했더니 체중이 잘 안 늘어요. 어떻게 해야 하나요?

아기가 모유를 잘 먹고, 성장하는 추세를 보이며, 아프지 않으면서 별다른 이상이 없다면, 아기가 자신만의 속도로 자라는 과정을 조금 더 지켜볼 필요가 있습니다. 보통은 나중에 그 추세를 따라잡고 잘 자라게 되니, 처음부터 너무 걱정하지 말고 아기의 성장 곡선을 관찰해 보세요.

출생 직후부터 분유 보충 없이 모유 수유만 한 아기는 출생 후 체중이 7퍼센트 전후 정도까지 감소할 수 있습니다. 그 뒤 서서히 느는데 생후 2주까지는 체중의 증가가 더디지만 모유의 양이 늘면서 성장이 빨라집니다. 이에 비해서 태어난 직후 신생아실에서 조제 분유로 분유 양을 계산해서 먹인 아기는 체중 감소가 덜합니다. 따라서 상대적으로 모유 수유를 해서 발육이 느린 것처럼 보일 수 있습니다.

작다, 크다는 다른 아기들의 평균과 비교하여 작거나 크다는 뜻입니다. 특정 시점의 체중 상태가 결코 절대적인 것은 아닙니다. 탈수 증상도 없고 모유 공급도 문제없다면 자신의 성장 곡선을 따라 서서히 증가하는 경우가 대부분입니다. 따라서 수유가 잘되고 있는지 점검하면서 꾸준히 성장 곡선을 그려나가고 있는지 관찰하는 안내가 필요합니다.

Q 젖을 잘 먹이다가 유방에 통증이 생겼어요. 왜 그런 걸까요? 어떻게 해야 하나요?

유방 통증은 모유 수유를 하면서 나타나는 가장 흔한 증상입니다. 특히 초기에는 마찰과 유두 주변의 피부 손상으로 인한 통증이 클 수 있습니다. 그런데 젖을 잘 먹이다가 통증이 오는 경우는 아래와 같이 몇 가지 이유가 있을 수 있습니다.

첫째, 출생 후 한두 달 사이에 아기가 성장하면서 젖 빠는 자세와 방법이 바뀔 때 통증이 생길 수 있습니다. 대개는 젖 물림 방법과 자세를 잘 교정하면서 깊게 물리면 해결이 됩니다.

둘째, 울혈(젖몸살) 또는 유관 막힘에 의한 부분적 멍울 때문에 통증이 올 수 있습니다. 울혈은 유방이 효과적으로 비워지지 않아 전체적으로 가슴이 붓고 단단해지며 통증을 일으키는 현상입니다. 대개 전형적인 울혈은 젖이 돌기 시작하는 생후 3~10일째 오고, 엄마와 아기가 떨어져 있게 되어 수유를 갑자기 중지하거나 불필요한 유축을 하는 등 젖이 비워지지 않는 상황에서 잘 발생할 수 있습니다. 유관 막힘에 의한 멍울도 통증을 유발하고 국소적인 유선염, 즉 세균이 자라는 염증을 유발하기도 합니다. 울혈과 유관 막힘 모두 아기가 젖을 제대로 빨면 해결될 수 있습니다. 중단 없이 자주 지속적으로 젖을 먹인다면 예방할 수 있습니다.

셋째, 젖을 잘 먹이다가 통증이 발생하는 경우는 진균, 즉 곰팡이 감염 때문이거나 드물게는 세균의 감염으로 인한 경우도 있습니다. 수유 중 캔디다 감염은 비교적 흔한 경우로, 통증의 양상이 찌릿찌릿하며 찌르듯이 아픈 것이 특징입니다. 아기의 입 안까지 캔디다 감염이 있을 수 있어 아기도 함께 치료해야 하는 경우가 많습니다. 진단을 잘하고 치료를 꾸준히 받으면 통증이 서서히 줄어들게 됩니다. 이때 수유를 반드시 중단할 필요는 없습니다.

이외에도 다양한 원인이 있으나 대개는 위의 상황 중 하나에 해당합니다. 통증이 발생하면 모유 수유 전문가들에게 젖 물림 방법, 통증의 정도와 부위 등을 상담하고 아기와 함께 관리받는다면 비교적 쉽게 해결되며 모유 수유를 계속할 수 있습니다.

Q 모유 수유를 하면 언제까지 자연 피임이 되나요?

완전 모유 수유는 6개월 동안 엄마 젖 외에는 다른 음료나 보충 음식을 주지 않는 것을 말합니다. 이 기간 동안 난소와 자궁은 완전히 휴식 상태에 있어 완벽하게 자연 피임이 됩니다. 그런데 분유 보충 등 혼합 수유를 한다면 배란이 시작될 수 있습니다. 자연 피임이 되는 이유는 아기가 젖을 빨 때 왕성하게 나오는 프로락틴 호르몬이 배란을 억제하는 기능을 하기 때문입니다. 그러나 분유 보충 등 혼합 수유를 하면 그만큼 젖을 덜 물리게 되어 프로락틴 호르몬이 덜 나오면서 배란이 시작될 수 있습니다.

완전 모유 수유를 하다가 출산 후 7개월이 지나면 서서히 배란을 시작할 수 있습니다. 생후 6개월이 지나면서 아기들은 고형식을 보충하기 시작해 엄마의 수유 양이 점차 줄어들기 때문입니다. 매달 꼬박꼬박 배란하기보다는 2~3개월에 한 번씩 불규칙하게 시작하다가 서서히 매달 또는 세 달에 두 번 정도로 배란과 생리의 주기성이 생깁니다. 배란이 되면 자궁과 질에서 임신을 돕는 건강한 분비물이 증가하고 유방과 몸이 변화하므로 어느 정도 스스로 느낄 수 있습니다.

이런 몸의 생리적 변화가 시작되면 모유 수유중에도 임신이 가능합니다. 완전 모유 수유를 하는 경우 그 다음 임신은 보통 1~2년을 넘기는데, 모유 수유를 하는 중에 임신이 되었다면 자신의 자궁과 질이 임신을 유지할 만큼 잘 회복되었다고 생각하면 마음이 편할 것입니다.

Q 둘째를 임신했어요. 모유 수유를 계속해도 되나요?

임신을 해도 계속해서 엄마 젖을 먹일 수 있습니다. 모유 수유에 관하여 잘못 알려진 것 중 하나가 "둘째를 임신하면 모유 수유를 중지해야 한다. 그렇지 않으면 수유중에 나오는 옥시토신이 자궁 수축을 유발하여 유산하기 쉽다"는 것입니다. 문화권에 따라서는 종교적 이유로나 사회적 믿음으로 인해 임신이 확정되면 젖떼기를 당연시하기도 하지만 생물학적·의학적 측면에서는 모유 수유가 금기가 아닙니다. 다만 조기 유산과 조기 진통의 병력이 있거나 그런 위험이 있는 경우는 주의해야 합니다.

　새로 태어날 아기에게 우선순위를 둔다면 산전 관리를 받으면서 젖을 먹던 첫째아기가 자연스럽게 젖을 떼게 하면 됩니다. 임신 사실을 알고 서둘러 중지할 필요는 없고, 새로 태어날 아기가 정상적인 발달을 잘하는지 지켜보면서 자연스럽게 이유離乳를 할 수 있습니다.

　엄마가 원한다면 출산 후에 두 아기를 같이 수유할 수도 있습니다. 이를 연속 수유Tandem Nursing라고 합니다. 연속 수유는 엄마와 수유하는 두 아기와의 유대감을 지속하여 아기의 정서가 안정될 수 있습니다. 당연히 둘째부터는 첫째아이 때처럼 고생하지 않고 수유할 수 있다는 장점도 있겠지요.

Q 모유 수유, 언제까지 하는 것이 좋은가요?

　엄마가 수유를 중단할 이유가 있어 계획적으로 단유를 하는 경우가 아니라면, 최소한 6개월 이상 완전 모유 수유하기를 권장합니다. 6개월부터는 아기가 이유를 시작하며 고형식을 먹기 시작할 때이기도 합니다.

　WHO에서는 엄마와 아기의 건강과 유대감 형성을 이유로 최소한 1년, 가능하면 2년간 모유 수유를 권장합니다. 우리나라는 6개월 이상 완전 모유 수유 빈도가 10퍼센트대로 적기 때문에, 사회적으로 모유 수유를 오래 안 하게 되는 경향이 있습니다. 그런데 의외로 모유 수유를 끊기 어려워하는 가정도 있습니다. 저와 같이 출산한 가정 중에는 3년 이상 모유 수유를 하신 분들도 있고, 외국인 산모 중에는 2~4년씩 하는 것을 당연하게 여기는 분도 있습니다.

사실 모유 수유를 "몇 년 이상 하면 안 된다"고 규정하는 가이드라인은 없습니다. 아기에게 모유 수유로 인한 문제가 없는지 소아과와 치과에서 상담을 받을 수도 있고, 아기가 다른 음식에 관심을 가질 때까지 자연스럽게 계속 수유할 수도 있습니다. 6개월 이상 완전 모유 수유를 목표로 세우되, 각 가정마다 엄마와 아기의 성향과 그때의 가정 상황에 따라 가족 안에서 결정해 나가면 됩니다.

참고 도서

서란희,《자연 그대로 아기 낳는 법》(갤리온, 2007).

조정숙,《내 아이 건강을 위한 첫 모유 수유》(로지, 2017).

김연주 글, 고영희 그림,《모유 수유, 태교보다 중요하다》(현암사, 2004).

김태희, 김진영, 고시환,《임신 출산 육아 대백과》(삼성출판사, 2019).

제일병원 모유수유교육팀,《모유 수유 육아백과》(비전코리아, 2008).

육아방송〈모유의 신비〉제작팀,《내 아이 첫 밥상 모유의 신비》(마더북스, 2013).

최민희,《황금빛 똥을 누는 아기 2》(21세기북스, 2007).

김미혜,《육아 상담소: 모유 수유》(물주는아이, 2016).

주

1. 최민희,《황금빛 똥을 누는 아기 2》(21세기북스, 2007), 47쪽 참조.
2. 최민희,《황금빛 똥을 누는 아기 2》, 43쪽 참조.
3. 최민희,《황금빛 똥을 누는 아기 2》, 46쪽 참조.
4. 김미혜,《육아상담소 모유수유》(물주는아이, 2016), 48쪽 참조.
5. 김연주,《모유수유, 태교보다 중요하다》(현암사, 2004), 60쪽 참조.
6. 김연주,《모유수유, 태교보다 중요하다》, 18~67쪽 및 육아방송《모유의 신비》제작팀,《내 아이 첫 밥상 모유의 신비》(마더북스, 2013), 96~119쪽 참조.
7. 김연주,《모유수유, 태교보다 중요하다》, 86~89쪽 참조.
8. 김미혜,《육아상담소 모유수유》, 15쪽 참조.
9. 김미혜,《육아상담소 모유수유》, 120~122쪽 참조.
10. 육아방송《모유의 신비》제작팀,《내 아이 첫 밥상 모유의 신비》, 33쪽.
11. 육아방송《모유의 신비》제작팀,《내 아이 첫 밥상 모유의 신비》, 33~34쪽 참조.

12. 김미혜,《육아상담소 모유수유》, 153쪽 참조.

13.《한겨레신문》, 2017년 9월 19일자.

14. 최민희,《황금빛 똥을 누는 아기 2》, 72쪽 참조.

15. 최민희,《황금빛 똥을 누는 아기 2》, 123~124쪽 참조.

16. 김미혜,《육아상담소 모유수유》, 159~165쪽 참조.

17. 최민희,《황금빛 똥을 누는 아기 2》, 135쪽 참조.

🐾 함께 읽으면 좋은 샨티의 책

평화로운 출산, 히프노버딩

자연주의 출산, 엄마에게 출산의 기쁨을 돌려주다 두려움과 고통 대신 기쁨과 평화 속에 아기를 낳는 자연 출산법, 히프노버딩의 철학과 원리는 물론, 구체적인 이완의 방법과 테크닉들, 의료진에게 자신이 원하는 출산 방식을 요청하는 방법에 이르기까지 자연 출산의 모든 것을 담았다. 자연주의 출산 전문의 정환욱과 히프노버딩 프랙티셔너 심정섭이 직접 번역했다.

메리 몽간 지음 | 정환욱·심정섭 옮김 | 384쪽 | 이완용 CD 포함 | 20,000원

자연스러운 탄생을 위한 출산 동반자 가이드

자연주의 출산을 생각하는 산모와 동반자가 알아야 할 모든 것 진통과 출산, 모유 수유 등은 물론이고, 후회 없는 출산을 하기 위해 의료진에게 꼭 물어야 할 질문이나 출산 전후 챙겨야 할 온갖 것들, 진통과 출산의 모든 단계에서 산모가 느끼는 감정과 욕구를 알아차리고 동반자가 도울 수 있는 실질적인 방법에 이르기까지, 산모와 동반자가 꼭 알아야 할 지식과 정보가 빼곡히 담겨 있다.

페니 심킨 지음 | 정환욱 옮김 | 440쪽 | 22,000원

모든 출산은 기적입니다

자연주의 출산 후기에 전문가의 의학적 팁까지 담은 자연주의 출산의 교과서! 배우 이윤지, 정상훈 등 자연주의 출산을 경험한 엄마 아빠들 21명의 생생한 출산기! 그리고 자연주의 출산 전문의 정환욱 원장의 꼼꼼한 출산 팁을 한 권에 담았다. 노산, 역아, 자궁근종 수술 경력, 브이백, '자이언트 베이비'와 예정일이 훨씬 지난 출산 등 다양한 사례의 생생한 후기와 의학적 설명이 알차게 담겨 있다.

정환욱과 자연주의 출산 엄마 아빠들 지음 | 288쪽 | 18,000원

엄마 명상

반복되는 일상을 빛나는 순간으로 만드는 연금술 25년간 불교 수행을 해오던 저자가 '엄마로서의 삶'의 길을 받아들이고 그 길을 통해 자기 성장과 마음 공부를 해나가는 과정을 담은 책. 임신과 출산에서부터 아이가 자라 집을 떠나기까지 엄마의 길을 걷는 여성만이 겪는 고통과 기쁨, 그리고 성장의 이야기에 자애심, 단순함, 무조건적인 사랑 등 불교의 가르침을 차분하면서도 맛있게 버무려냈다.

재클린 크래머 지음 | 강도은 옮김 | 320쪽 | 15,000원

아기는 뱃속의 일을 기억하고 있다
뱃속의 일을 기억하는 아이들을 통해 깨닫는 태교법 산부인과 의사인 저자는 뱃속의 일을 기억하는 아이들 이야기를 통해 단순한 태교 차원을 넘어 부모와 자녀가 만나는 인연, 살면서 겪는 고통이나 행복을 어떻게 바라봐야 할지에 대해, 또 제왕절개와 자연 출산에 관해서도 깊이 있는 시각을 건넨다. 젊은 부부는 물론, 아이 양육에 관심 있는 모든 사람들에게 권한다.
이케가와 아키라 지음 | 김경옥 옮김 | 192쪽 | 양장본 | 12,000원

인디고 아이들
새로운 아이들이 몰려오고 있다 인디고indigo 아이라는 개념을 국내에 처음 소개한 책. 대부분 1980년 이후 출생한 이들은 '오래되고 지혜로운 영혼'으로서 놀라운 자질과 능력을 지녔지만, 때로는 문제아로 비치기도 한다. 허나 이들의 메시지에 귀기울이다 보면 아이들을 어떻게 바라보아야 할지 시각이 근본적으로 바뀌게 된다. 스스로 인디고라 생각하는 사람뿐 아니라 부모나 교사, 상담가들에게도 권한다.
리 캐롤·안 토버 지음 | 유은영 옮김 | 384쪽 | 13,000원

우리는 크리스탈 아이들
크리스탈 아이 레나가 들려주는 사랑, 신뢰, 기쁨의 메시지 크리스탈 아이들이란 '인디고 아이들'에 이어 새 시대를 이끄는 맑고 투명한 에너지의 아이들로, 무겁고 낮은 진동의 에너지를 자신들의 빛과 가벼움으로 전환시켜 주는 역할을 한다. 레나도 그 중 한 명으로, 이 책은 크리스탈 아이들에 대한 이해는 물론 우리 자신이 누구인지를 기억하도록 도와준다.
레나 지음 | 윤혜정 옮김 | 192쪽 | 13,000원

내 아이가 사랑한 학교
아이에게 준 최고의 선물, 발도르프 학교 유치원부터 고등학교까지 발도르프 교육을 받은 '민주.' 민주가 커가는 모습을 보면서 제대로 된 교육이 인간의 삶을 얼마나 아름답고 풍요롭게 만드는지 절감한 엄마가 아이의 학교 생활은 물론, 이를 통해 자신도 함께 성장하고 행복해진 이야기를 담았다. 아이 교육과 성장뿐 아니라 일상을 풍요롭게 하는 데에 관심 있는 부모나 교사에게 권한다.
강성미 글·사진 | 296쪽 | 15,000원

샨티의 뿌리회원이 되어
'몸과 마음과 영혼의 평화를 위한 책'을 만들고 나누는 데
함께해 주신 분들께 깊이 감사드립니다.

개인

이슬, 이원태, 최은숙, 노을이, 김인식, 은비, 여랑, 윤석희, 하성주, 김명중, 산나무, 일부, 박은미, 정진용, 최미희, 최종규, 박태웅, 송숙희, 황안나, 최경실, 유재원, 홍윤경, 시화범, 이주영, 오수익, 문경보, 최종진, 어희숙, 조싱환, 김영란, 풀꽃, 백수영, 황지숙, 박재신, 염진섭, 이현주, 이재길, 이춘복, 장완, 한명숙, 이세훈, 이종기, 현재연, 문소영, 유귀자, 윤홍용, 김종휘, 이성모, 보리, 문수경, 전장호, 이진, 최애영, 김진회, 백예인, 이강선, 박진규, 이욱현, 최훈동, 이상운, 이산옥, 김진선, 심재한, 안필현, 육성철, 신용우, 곽지희, 전수영, 기숙희, 김명철, 장미경, 정정희, 변승식, 주중식, 이삼기, 홍성관, 이동현, 김혜영, 김진이, 추경희, 해다운, 서곤, 강서진, 이조완, 조영희, 이다겸, 이미경, 김우, 조금자, 김승한, 주승동, 김옥남, 다사, 이영희, 이기주, 오선희, 김아름, 명혜진, 장애리, 한동철, 신우정, 제갈윤혜, 최정순, 문선희

단체/기업

주/김정문알로에   한경재단   design Vita   PN풍년
법인 한국가족상담협회·한국가족상담센터   생각과느낌 소아청소년 성인 몸 마음 클리닉
경일신경과 l 내과의원   순수피부과   월간 풍경소리   FUERZA

이메일로 이름과 전화번호, 주소를 보내주시면 샨티의 신간과 각종 행사 안내를 이메일로 받아보실 수 있습니다.

전화 : 02-3143-6360 팩스 : 02-6455-6367
이메일 : shantibooks@naver.com